由美かおる
ブリージング・レッスン

人生100年時代を
生き抜くための
神呼吸術

由美かおる 著

白秋社

人生を劇的に変える〝ブリージング〟

日本は世界でもトップクラスの長寿国家となっています。最新の平均寿命のデータによれば、女性は87・57歳と90歳にもうすぐ手が届くところまで来ています。男性も、81歳を超えています（厚生労働省「令和3年簡易生命表」）。この数字は50年前の1973年に比べ男女とも約10歳伸びているそうですから、高齢者となってからの人生は今後どんどん長くなってゆくのです。しかし、自分で自分の面倒をしっかり見られる健康寿命という視点で見ると、残念ながら男性で8歳、女性で12歳を平均寿命から引かなくてはなりません。つまり、日本人は世界一長生きするけれど、最後までピンピン健康でいられるわけではない、というように考えていいと思います。

死の直前まで元気で、女性は美しくかわいらしく、男性はハツラツとたくましくいたい……すべての方々の憧れです。実は、この憧れを憧れのままで終わらせずに、現実のものとすることができるのです。そのために何をすべきでしょうか。定期的に運動をしたり、食べるものをコントロールしたりすることは大切です。しかし、私はもっと大切で、しかも簡単な方法があることを知っています。そして、その方法を私自身が長年続けることで、20歳台、30歳台のころの自分とあまり変わらない体形と健康を維持しています。それが独自の「呼吸術＝ブリージング」なのです。

人は一生に8億回呼吸する

人間は一日2万〜2万5000回の呼吸をしています。90歳まで生きると仮定すれば、一生のうちにおよそ8億回もの呼吸をしている計算になります。また、普通の状態で1回の呼吸で吸い込む空気は500ミリリットルのペットボトル1本程度です。つまり、人は一日になんと1万2000リットルほどの空気を身体に入れていることになります。これだけ多くの量を体外から取り入れ、そして排出するプロセスが、人間の身体や健康の維持増進において重要でないはずがありません。

中国医学では、「気血」の巡り、すなわち人間が取り入れる空気とそれを身体に巡らせる血液が正しく循環することにより、人間の健康が維持されると考えられています。病気とは文字通り「気を病む」ことで、病気の多くはこの気血の滞りによって起こる身体のバランスの崩れともいわれているのです。

人間は肺で呼吸していますが、呼吸によって得られる酸素を必要としているのは、内臓や脳だけでなく目や皮膚も同様です。しっかりと身体全体に酸素がいきわたる呼吸を身に付けることで、細胞の若返りが促され身体の機能が活性化し、様々な病や不調を跳ね返すことができる「強い身体」を獲得できるのです。

私たちの多くは普段の生活の中で〝呼吸〟を意識することは少ないでしょう。しかし、体外に存在するものを最も多く体内に取り入れる呼吸こそが、人生１００年を健康に生き抜くためのキーワードなのです。

効果を実感できる呼吸術

しかし、だからといって、ただせわしく呼吸を繰り返せばいいというものではありません。昔から、息が浅くてせわしい人は身体が弱く短命、反対に深い息を規則正しくする人は健康で長命、といわれています。先に述べた「強い身体」をつくるには、そのための適切な呼吸術を身に付け、実践する必要があります。

私が習慣として日々実践する呼吸術「由美ブリージング」は、老若男女問わず誰でも、立ってでも座ったままでも、短時間でも、時間をかけても、しっかり無理なく簡単に取り組めるように開発したオリジナルメソッドです。

基本になるのは、「ベース・ブリージング」です。そして、その発展形として様々なバージョンを用意していますが、一番大切なのはこのベース・ブリージングを身に付けていただくことです。この呼吸術を日々短時間でも実践することで、身体が中から活性化していく様子を実感していただけるはずです。特に、疲れや不眠、更年期からくる不調など様々な身体の悩みが、徐々に改善してゆくでしょう。また代謝が良くなり、ダイエットやボディメイクにもつながります。そして、その先にはいつまでも元気で若々しいご自身と出会えるあなたがいるはずです。

読者の皆さんがこの本を手に取った今日という日は、これからの人生の最初の日。

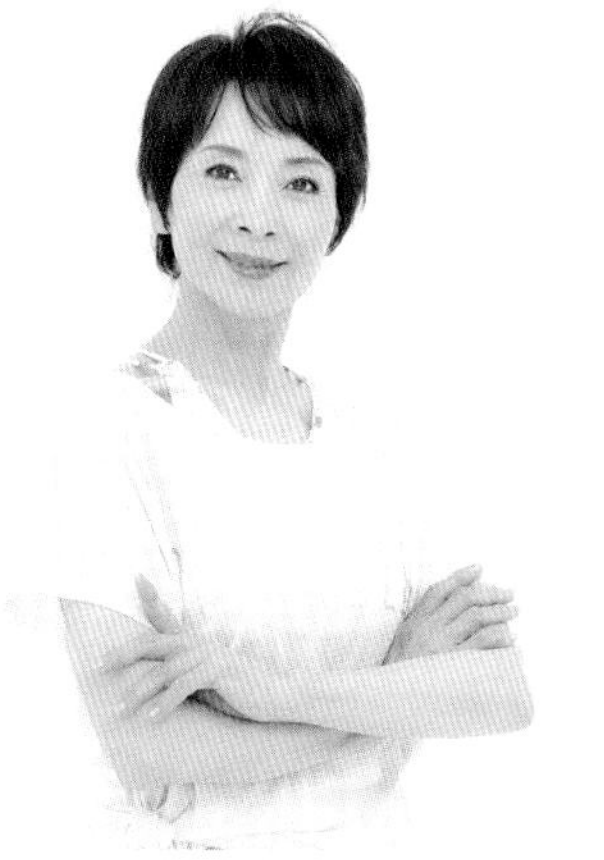

さぁ、人生100年時代に向けた「究極の100活」＝「由美ブリージング」を生活習慣としてあなたの生活に組み入れ、これからの人生を心身ともに健康で前向きなものに激変させましょう。

2023年秋

由美かおる

CONTENTS

実践！ ブリージング・レッスン

日常生活のヒント

呼吸術が変える
あなたの未来

Breathing techniques
change your future

1

呼吸術を学んで変わった私

私は1950年生まれですから今年で73歳です。

大抜擢していただきデビューしたのは15歳の時。人生が一変しました。16歳になるとテレビ番組の取材でイタリアを訪問し、モニカ・ビッティやジュリアーノ・ジェンマといった大スターへのインタビューも経験しました。その後、数々の映画や舞台、ミュージカル、テレビ番組『レ・ガールズ』などに出演。そして、国民的番組『水戸黄門』には25年の長きにわたりレギュラー出演しました。

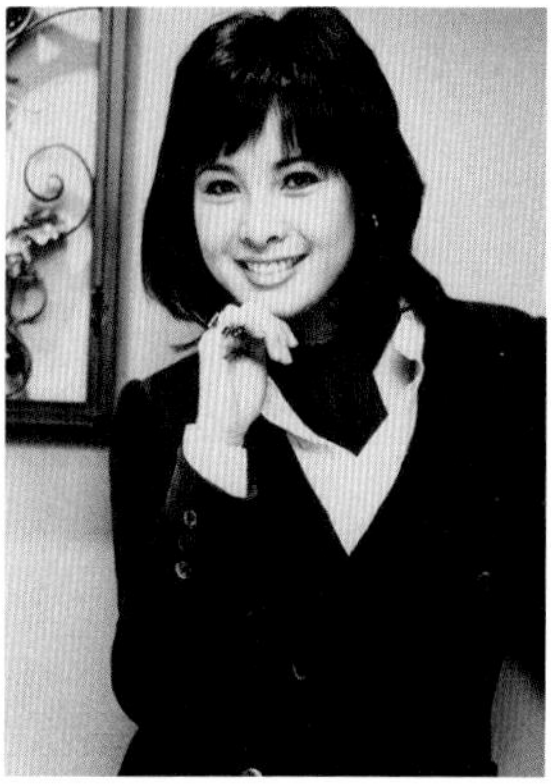

1970年代のころの著者

デビューしてから10年ほど経ったころ、バレエの師匠であった故西野皓三先生が真髄を求めるために始めた合気道を、私も一緒に習い始めました。さらに、西野先生は中国拳法や太極拳も学び、それらからインスピレーションを得て独自の呼吸法「足芯《そくしん》呼吸」を編み出されました。私はその一番弟子のひとりとして、この呼吸法の奥義を学ぶとともに、基本となる

Let's start breathing!

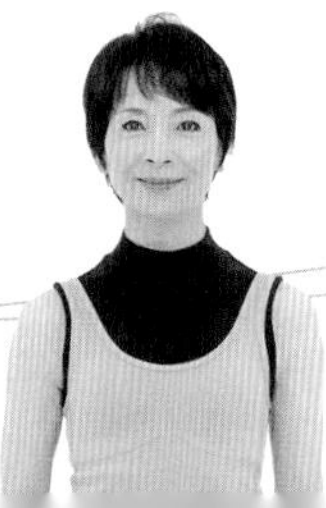

動き（動作）や形（ポーズ）を創り上げ、それらをわかりやすくまとめて『バイオスパーク』（１９８５年・講談社刊）を著し出版しました。本書がベースとなって、西野流呼吸法の体系が形づくられたのです。

この呼吸法をマスターし、生活に取り入れることで私自身に大きな変化が表れました。まず、身体の隅々まで酸素をいきわたらせ、細胞が活性化する様を実感できたのです。そして、ハードな撮影が続いても耐えられ、風邪などもひかなくなったのです。事実、この数十年、病気や疲れで仕事に穴をあける、といったことは一度もありませんでした。

さらには、他人とのコミュニケーションもスムーズになったのです。実のところ若いころの私は、引っ込み思案で人前で喋るのも苦手。どちらかというと、他人とのコミュニケーションが下手だったのです。しかし、この呼吸法を始めてからだんだんと自分に自信が持てるようになり、その結果、大きな舞台でも物おじしなくなり、人前でお話ししたり歌ったり、演技をすることが楽しくなっていったのです。これは私の女優人生における大きなプラスの変化だったと思います。この呼吸法との出会いは神様からのプレゼントだったかもしれません。

そして、その後は女優業と並行しながら、この呼吸法を多くの方々にも知ってもらいたいと、レッスンや講演をするようになりました。

2 独自メソッド「由美ブリージング」の開発

レッスンでは老若男女様々な方と触れ合うことができます。その中には、子どもやご老人もいらっしゃれば、足腰の弱っている方や病み上がりで体力のない方もいらっしゃいます。一方、若くて健康でも身体が硬かったり、運動が苦手だったりする方も多くいらっしゃいます。

そのような経験から、心地よい音楽を導入し、子どもから高齢者まで、健康な人も身体が弱っている人も、運動神経がいい人も悪い人も、楽しみながら実践できる呼吸術が必要だと考えるようになりました。そして、自分のこれまでの経験と知見を基に、新たな独自メソッドの開発をスタートさせたのです。その成果が本書で紹介する「由美ブリージング」です。

この由美ブリージングは、足芯呼吸をベースに、医学的な知見や江戸時代の禅僧・白《はく》

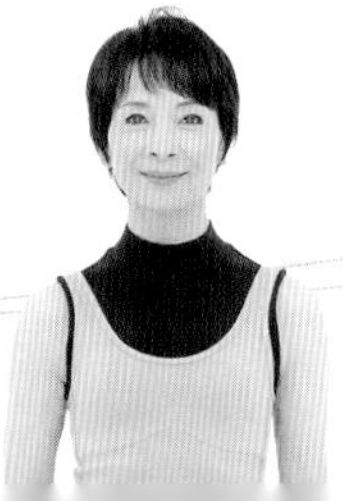

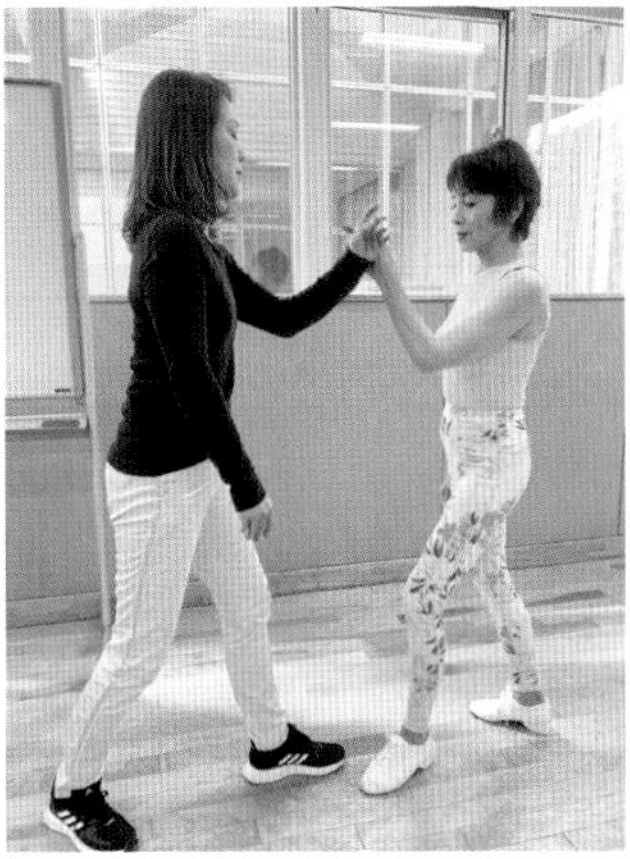

受講者に指導する著者

隠《いん》慧《え》鶴《かく》が編み出した秘儀からも学び、私自身が独自にカスタマイズした、呼吸術と屈伸やストレッチなどの運動の組み合わせによる新たな健康習慣です。これまで多くの方々の声を聴き、それを反映させていますが、これで完成ということではなく、今後もより良い方向に進化させていきたいと考えています。

また、最後まですべてやり切ることを目的にしていません。決して無理をせずに、自分の身体や体調と相談しながら取り組むことが最優先。のんびり、ゆる～くやっても構いません。ただし、一呼吸、一呼吸を丁寧に、そして継続することだけは心掛けてくださいね。

3 由美ブリージングの特長 ――心肺機能＆血流＆代謝がアップ

このメソッドの最大の特長は、一人で、いつでもどこでも、歩きながらでも立ってでも座ってでも、短時間でもゆっくり時間をかけてでも、その時々の体調や都合で無理なく実践できること。そして、実践して1か月程度で徐々に効果が実感でき、そのことがモチベーションとなって長く続けられ、結果、体力維持増進やシェイプアップにもつながる、という点にあります。これは、ブリージングを日々繰り返すことで体内で起こる、3つの反応によります。

- **心肺機能**が高まる
- **血流**が末端の毛細血管にまでいきわたる
- 身体全体の細胞が活性化され**代謝**が良くなる

お金も特別な場所も、道具も不要。一日たったの10分の空き時間があれば取り組める〝すきま時間健康法〟が、あなたの身体を、そしてこれからの人生を劇的に変える可能性があるのです。

この由美ブリージングは以下の思想を踏まえて開発されています。

①独自のコア呼吸＋足芯呼吸（24ページ参照）と身体の動きの組み合わせ
②「調身」「調息」「調心」３つのエッセンスによる心身の「調和」
③エネルギーの体内循環推進による心身の活性化

私はこの由美ブリージングを、特に人生１００年時代を迎えた女性たちにおススメしたいと考えています。女性は50歳台以降、骨密度が低下することによる骨粗しょう症になる懸念が男性に比べ高く、このことが老後に寝たきりになる大きな要因のひとつとされています。しかし、身体全体を活性化させる由美ブリージングを生活に取り入れることに、骨密度を高める働きがあることがわかったのです。これは中高年の女性にとっては朗報です。

もちろん、この健康習慣は、女性に限らず男性も、中高年の方々はもとより若い方々にとってもその後の生活、人生に大きなメリットとなることを保証します。なぜなら、私自身が身をもってそれを体現しているのですから。ものは試し、まずは一日５分でも10分でも、あなたの日常生活のわずかな〝すきま時間〟にこの由美ブリージングを取り入れてみてください。あなたの未来は必ずいい方向に変化します。

「呼吸」とは？

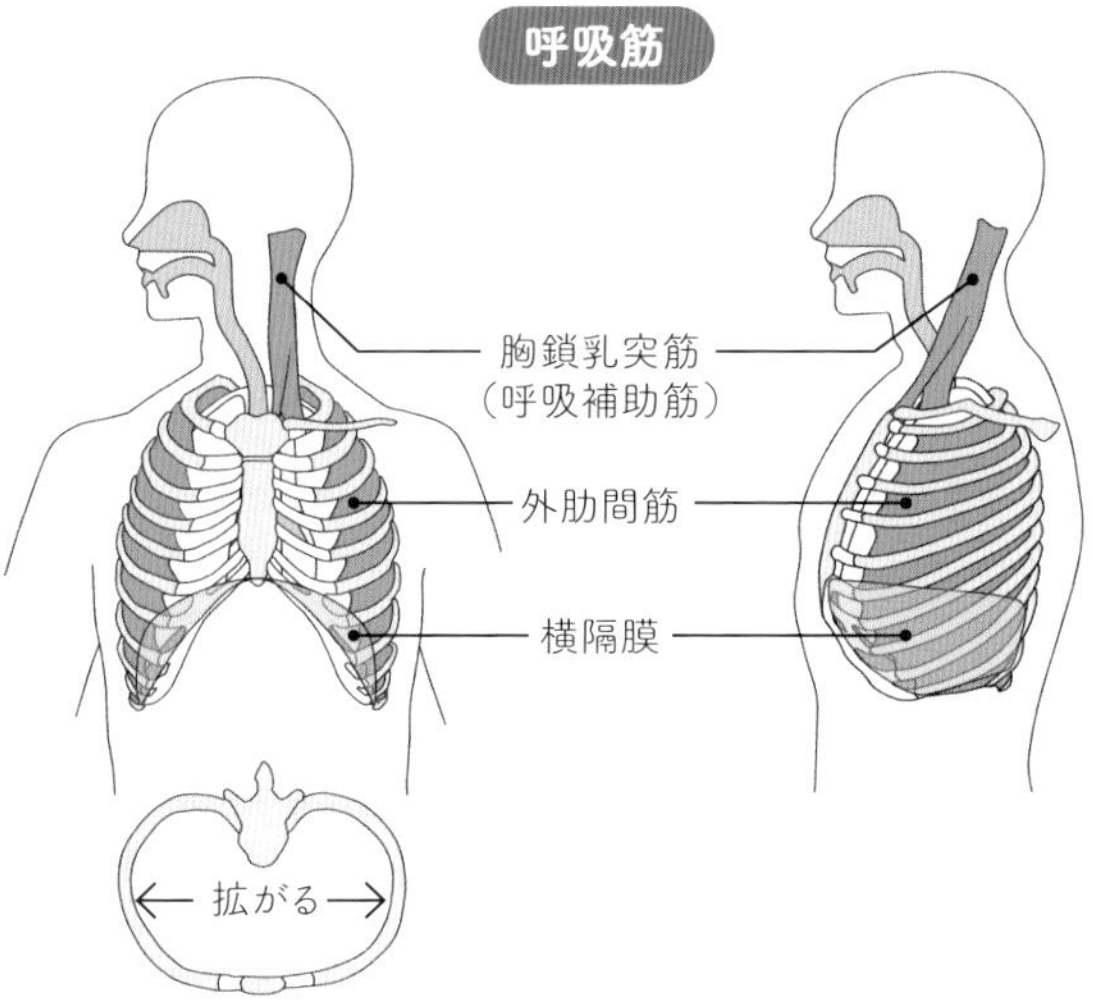

普段の生活の中で「呼吸」をどれだけの方が意識して過ごしているでしょうか。しかし呼吸は、人間の生命維持において欠くことのできない重要な活動です。人は横隔膜と外肋間筋などを使い、3秒に1回程度、1分間に約20回肺呼吸し、1回あたりおよそ0・5リットルの空気を取り込みます。その目的は以下に大別されます。

❶ 酸素の供給

人間は呼吸によって酸素を取り入れます。酸素は体内で細胞呼吸を通じて活動のためのエネルギーを生成します。適切

通常の呼吸

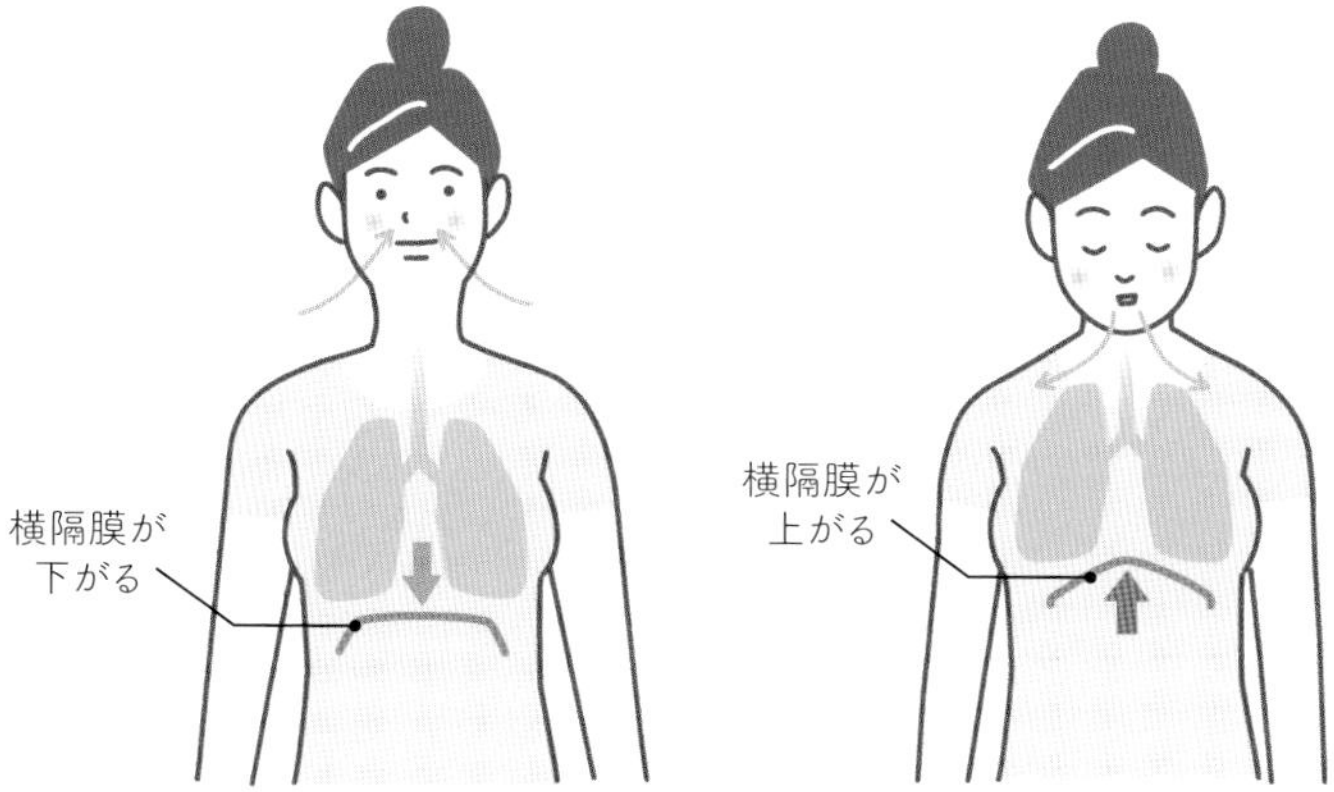

な酸素供給、は私たちの身体機能とエネルギーレベルを維持する源です。

❷ 二酸化炭素の排出

呼吸によって不要な二酸化炭素を体外に排出します。細胞呼吸によって生成された二酸化炭素は、蓄積すると生理機能に悪影響を与えます。呼吸により細胞で生成された二酸化炭素を効果的に排出します。

❸ 免疫システムの維持

呼吸によって取り込まれた酸素は、血液を通じて体内の組織や臓器に運ばれます。免疫システムは酸素に依存して正常に機能します。適切な酸素供給は免疫機能を助け、感染症や炎症などのリスクを軽減します。

腹式呼吸

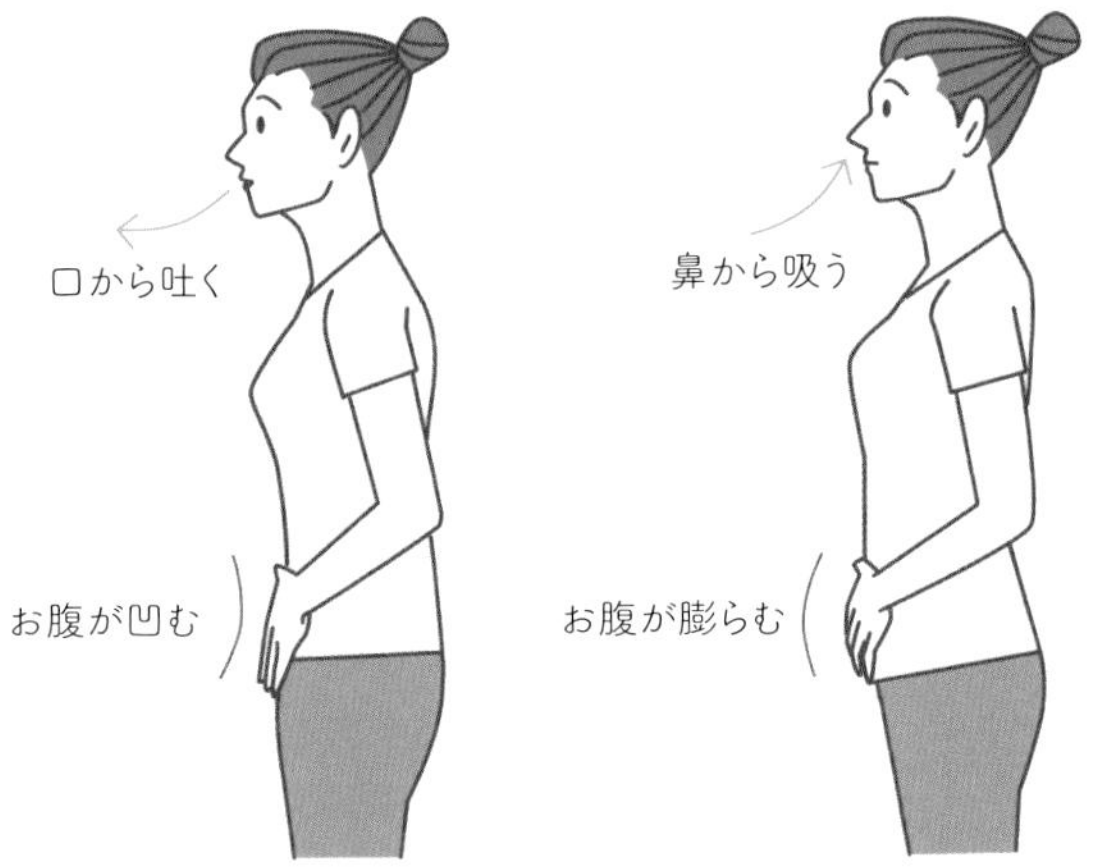

❹運動

運動時には平常時に比べ酸素需要が増大し、また多くの二酸化炭素が生成されます。十分な酸素供給と効率的な二酸化炭素排出がなければ、筋肉疲労やパフォーマンスの低下につながります。

❺ストレス管理

深くゆったりとした呼吸は自律神経系を調整し、副交感神経を活性化させることでリラックス効果をもたらします。逆に、浅く速い呼吸は交感神経を刺激し、緊張や不安感を引き起こすことがあります。適切な呼吸法を実践することは、ストレス管理、心身の健康促進にも役立ちます。

以上のように、呼吸は私たちの生命活動にとって不可欠な機能です。適切な呼吸法を実践することで、健康を維持増進することができるのです。では、どのような呼吸を身に付けるとよいのでしょうか。まず学ぶべきは、日本医師会も実践を推奨する「腹式呼吸」です。

ご存じの方も多いと思いますが、腹式呼吸は深くゆったりとした呼吸法です。吸気時に腹部が膨らみ、肺の下部が広がるため、酸素の吸収面積が増えます。これにより、より多くの酸素を体内に取り入れることができ、様々な利点をもたらすのです。日常生活において、通常の胸式呼吸の合間に腹式呼吸を意識的に取り入れることは非常に有益です。

私が本書でレッスンする呼吸術は、コア呼吸と足芯呼吸の組み合わせです。これに、横隔膜や外肋間筋など呼吸に関連した筋肉をほぐすためのストレッチが加わります。この呼吸術では、腹式呼吸よりさらに酸素の体内への供給量が増加するとともに、全身の細胞が活性化され、身体により多くのポジティブな変化をもたらすのです。

4 由美ブリージングはこんな人におススメ！

では、この由美ブリージングは、どのような人に取り入れてもらえれば、どのような効果が期待できるのでしょうか。これまで私のレッスンを受けた方々のうち、分かりやすいいくつかの事例をご紹介します。

1　運動不足で太り気味／40代・女性

この方は、二人のお子さんを育てる専業主婦です。家事や子どもさんの学校のことでなかなか自分の時間がとれず、スポーツはおろか散歩も買い物ついでに数百メートルが関の山。

結果、20代のころから比べて体重が10キロ以上増えてしまったそうです。そこで彼女は何度か私のレッスンを受け、忙しい家事の合間にブリージングを実践するようになりました。現在は、毎回10分ほど一日3回のルーティンが習慣となり、2年以上続けていらっしゃいます。

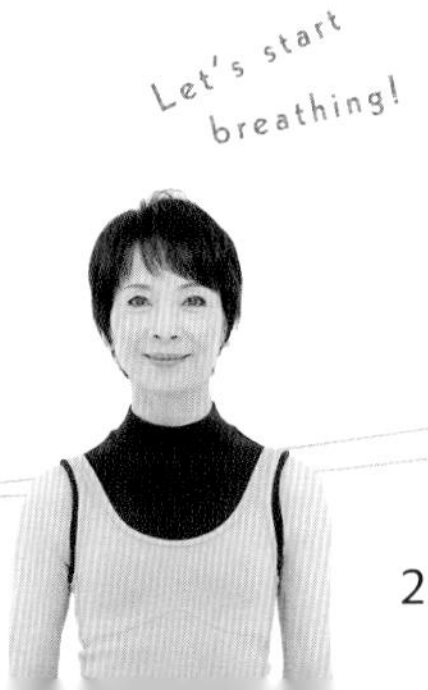

そうしたところ、普段の生活は大きく変わっていないものの、スタート時点から約5キロのダイエットを達成。筋力もついて基礎代謝が上がったためと思われます。身体が軽くなったせいか体調も良く、最近ではゴルフも再開したそうです。

2 加齢で足腰が弱ってきた／70代・女性

私の自宅近くで代々商売をしていらっしゃる方で、何度かレッスンに来ていただいています。もともとそれほど身体が丈夫でなく病気がち。自宅が仕事場ということもあって、外出の機会が少ないうえに、仕事中も座ったままでいることが多く、最近は加齢のせいか外出しても長い距離を歩けないと嘆いていました。私のレッスンでもはじめのうちは途中から座り込んでしまう状況でした。

しかし、ブリージングをマスターし、自宅でも定期的に行うようになってから半年ほどで体力が戻ってきて、今では毎日2キロの散歩が日課になっているそうです。その成果か、新型コロナウイルス感染症はおろか、この数年風邪もひいていないとのこと。今後は、筋トレにも取り組みたいとおっしゃっています。

3　更年期、気分が晴れない／50代・女性

この女性は、現在もバリバリ仕事をこなすキャリアウーマンですが、40歳台後半から身体のだるさや疲れ、心のモヤモヤ感に襲われ、よく眠れない状況が続いていました。典型的な更年期の症状だと思います。漢方がいいと聞き、試してみたそうですが、なかなか改善されずにいたときに、私のレッスンに参加いただきました。

もともと運動神経が良い方だったせいもあり、すぐにブリージングをマスターし、さらに自分なりにいくつかを組み合わせて仕事や家事の合間に実践。1か月もすると身体のだるさも薄れ、よく眠れるようになったとのことです。さらに、仕事にもポジティブに取り組めるようになり、効率もずいぶん上がったと報告してくださいました。おそらく、脳にいきわたる酸素の量と質が向上したのではないでしょうか。最近は、男性も更年期障害の症状が出ることが多いそうですから、男性で気になる方は試してみてもよいでしょう。

4　若いころのような持久力がなくなった／50代・男性

会社役員の方です。ある程度の仕事を部下に任せるようにし、週末もしっかり

時間がとれるようになったので、学生時代にのめり込んだ山登りを再開しました。

ところが、久々に行った山は、低山であったにもかかわらず苦行だったそうです。学生時代は散歩レベルと思っていたのに、今の自身の身体にとっては〝エベレスト並み〟（笑い）！　特に、持久力の衰えにガッカリしたそうです。

私のレッスンでは、ベースとなるブリージングをしっかり覚えていただいて、日々の生活に取り入れるとともに、登山に行った際も15分おきくらいに深い足芯呼吸を実践するよう指導しました。そうしたところ、ハードな山行でもペースが安定し、疲れが残りづらくなったとのことです。最近は、月2回ペースで関東周辺の山々を巡っているそうです。

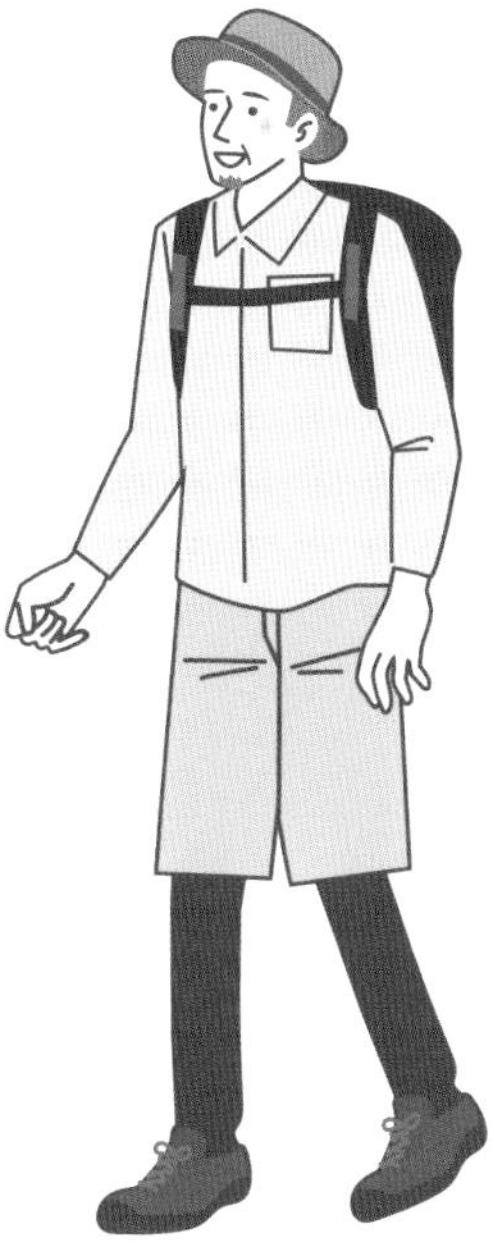

コア（丹田）呼吸と足芯呼吸

コア呼吸

丹田《たんでん》は、腹部の中央内部、おへそから数センチ下にあります。「臍下丹田《せいかたんでん》」と呼ぶこともあります。個別の臓器や筋肉ではなくエリアと考えてよく、最近はスポーツのパフォーマンス向上のためのトレーニングやヨガなどでも注目されています。もともとは、中国医学や気功、瞑想などの実践において重要な道教の概念で、体内に存在するエネルギーが溜まるとされる場所です。

実際に中国では、丹田の〝丹〟は「真珠」や「宝石」を意味し、また〝田〟は「畑」や「土地」を意味します。つまり、丹田は体内の宝石や宝庫として捉えられる場所であり、人間のエネルギーの根源や集積地とされています。この丹田にあるエネルギーが「気」や「生命エネルギー」となって身体を巡り、健康やバランスを維持すると考えられているのです。また、丹田のエネルギーが安定することで、ストレスの軽減や免疫機能の向上、消化や睡眠の改善なども期待できると考えられています。

一方で、丹田に意識を集中させることで、心の安定や深い瞑想状態への到達が促されるとされています。心身の緊張から解放され、内的な平静や洞察力が向上するのです。丹田は呼吸とも密接な関係があります。腹式呼吸を行うと、呼吸の際に丹田が膨らんだり収縮したりします。この際に丹田と呼吸を同調させることによって、エネルギーの循環や調節が促進されます。これを丹田呼吸と呼び、エネルギーの集中や調整、精神や感情の安定に役立ちます。

実際に、丹田呼吸を行うことで、精神の安定や脳の活性化に密接に結びつく脳内物質「セロトニン」の濃度が増加したとの研究成果が発表されています。[*1]

このように丹田は、スポーツや瞑想に加え、健康な生活を送るうえでも重要な概念です。由美ブリージングでは、丹田を「コア」と呼び、エネルギーの源としての役割や、呼吸と生体バランスのベースとして捉え、レッスンにおいても特に意識しています。

足芯呼吸

由美ブリージングでコア呼吸と組み合わせて行う独特の呼吸術で、気功法の一種です。その目的は、全身約60兆個の細胞の活性化にあります。なお、「足芯」とは、足の裏と考えてください。

足芯呼吸は、次の流れで行います。

＊1：「臨床神経学」52巻11号（2012）

まず、足芯から地の息（エネルギー）をゆっくりとコアまで吸い上げます。巨樹が根から水を吸い上げるようなイメージです。その後、手を後ろに回して肛門を軽く引き締め、背中から首、頭頂部（百会《ひゃくえ》）まで吸い上げます。空高く吸い上げるイメージです。ここでかすかに息を止めてから身体の前面を通して再びコアに戻し、エネルギーをコアに溜めてから、足芯に向けて吐きおろします。あたかも地球の核に届けるようなイメージです。この間、苦しくなるようでしたら適時息継ぎをします。

この一連のゆったりとした長い呼吸により、全身が緩み、全身の細胞の隅々にまでエネルギーが行き届くのです。

はじめは息が続かず1回の呼吸が30秒ほどで終わってしまうかもしれませんが、練習することで、1回1分くらいの長い呼吸ができるようになります。この呼吸をマスターすることで、全身が緩みリラックスするとともに精神的には緊張感が和らぎます。

よく試験や人前で話すときなど「息が詰まるようだ」と感じることはありませんか？そんな時こそ、その詰まった息を足芯呼吸で解放します。緊張が解れるとともに、全身に力がみなぎってくるのです。

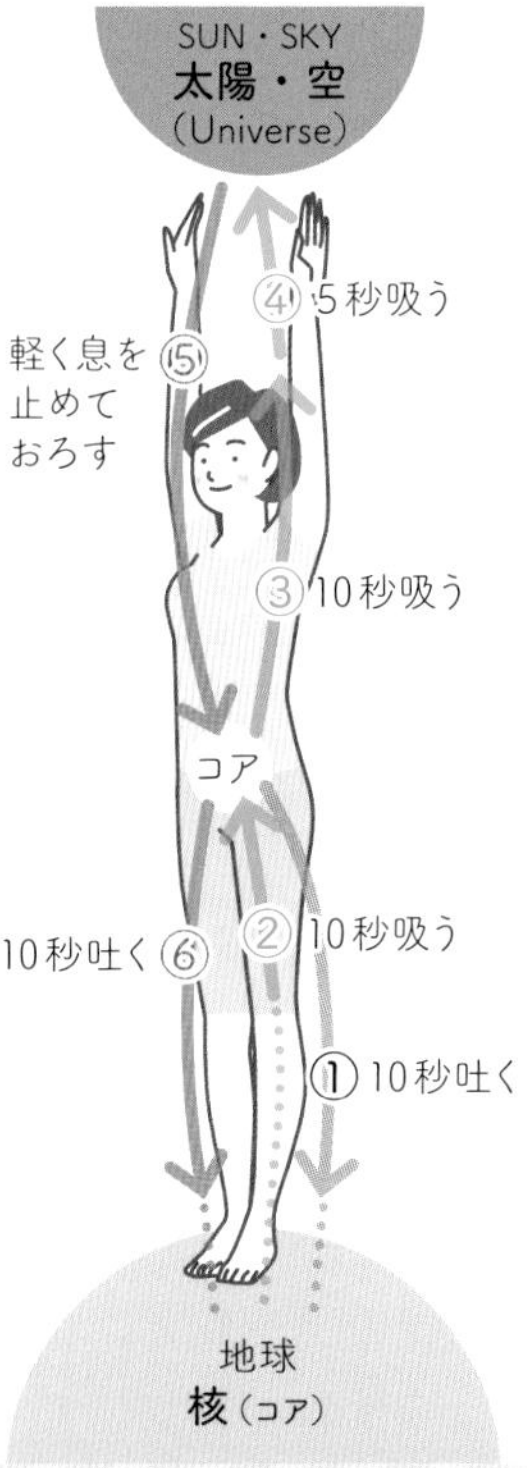

太陽からのエネルギーが
身体を通過し、一直線に
大地の核へとつながる

5 なぜブリージングがダイエットに効果的か？

このように、ブリージングを行うことで多くの方々に良い結果が表れています。

また、シェイプアップにつながった、均整がとれた体形になった、肌のハリが戻った、寝つきと目覚めが良くなった……といった身体へのポジティブな反応が多くあるだけでなく、気分が晴れやかになった、人前でも物おじしなくなり、自信を持って人生を送れるようになったといった精神面でのプラスの声も多く寄せられています。

中には、テストや試験の前にブリージングすると緊張が解れいい結果が出た、といった嬉しくなるような報告をいただくこともあるのです。

特に、ブリージングはダイエットに高い効果があります。

基本的に、ダイエットをしようとする場合、消費エネルギーが摂取エネルギーよりも多い状態をつくる必要があります。このような状態をつくり出すためには、エネルギー源である食事をコントロールし、運動など身体を動かすことにより一定の負荷を

Let's start breathing!

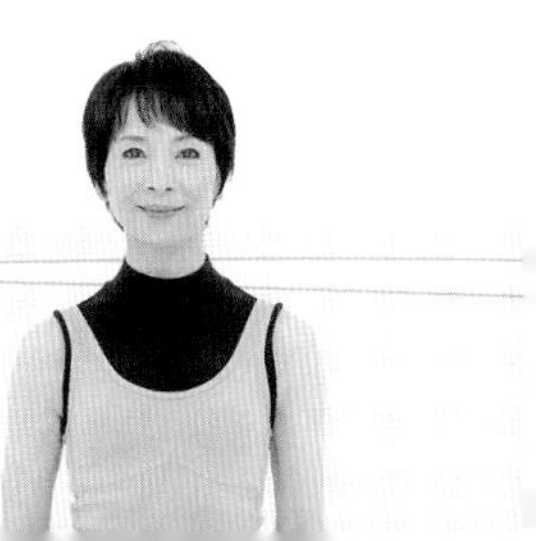

身体に与え消費エネルギーを増大させることが必要です。

ここで重要なキーワードが、基礎代謝です。基礎代謝とは、何もしない状態での最低限必要なエネルギー消費量のことです。つまり、その人が生き続けるために必要な最低限のエネルギー量です。基礎代謝は身体の大きさや体形、年齢、性別によって異なります。一般に、活動に必要な筋肉量に大きく影響を受けます。

筋肉量が多い人は、休息しているときでも多くのエネルギーを消費する傾向があります。つまり、筋肉量が多い人は基礎代謝が高いのです。「筋肉は代謝活動のエンジン」といわれる所以《ゆえん》です。人が消費するエネルギーは、基礎代謝と活動の総和です。基礎代謝が高いということは、生きているだけで消費するエネルギーが大きいということにほかなりませんから、ダイエットを目指す人は、まずは基礎代謝に注目すべきです。基礎代謝が高い人は、太りづらく痩せやすい、ともいえます。

ブリージングで基礎代謝を高める

体内の筋肉細胞は呼吸により酸素を得てエネルギーをつくり出します。筋肉が必要とする酸素をしっかりと送り届け、基礎代謝によって休息時のエネルギー消費をある程度維持することはダイエットの効率を高めます。

筋肉に適度な負荷を与え、さらに緩めるストレッチ運動が組み合わさった由美ブリージングを続けることで、血行（血巡り）が良くなり筋肉もついてきます。酸素の供給量も増えます。つまり、基礎代謝が高まり太りづらい身体になるということです。ダイエットやボディメイクを考えている方は、ブリージングに加え、適度な有酸素運動と食事をコントロールすることで、必ずいい成果が出ると断言できます。

さあ、今度はあなたが由美ブリージングを実践しましょう。

由美ブリージングを実践するにあたり唯一注意すべきことは、食後すぐのタイミングは避ける、ということくらい。面倒な決まりは一切ありません。いつでも思い立ったときに、ご自身の体調や都合に合わせて実践できます。

しばらく続けていると、次第にご自身のルーティン、たとえば朝起きたときに5分とか、寝る前に10分といった具合に、自分にフィットするタイミングが見えてきます。そうすると無理なく長く続けられ、それが徐々に効果に結びついて表れてきます。これから9つのブリージングを解説しますが、まずは「ベース・ブリージング」をしっかり身に付けてください。極端な話、これだけでも継続して取り組めば十分に効果が見込めます。

白隠禅師の健康法

由美ブリージングでは、江戸時代の臨済宗の僧侶で、その厳格な修行や特異な健康法で知られる白隠《はくいん》慧《え》鶴《かく》（1685—1768）が提唱した呼吸法をエッセンスとして取り入れています。そこで、白隠禅師とその健康法について少し解説します。

白隠は、臨済宗中興の祖といわれる高僧で、多くの優秀な弟子を育てるとともに膨大な書画、著作を残したことでも知られます。「坐禅」を中心とする禅の非常に厳格な修行の日々を送りました。日常生活は非常に質素で、一日にわずか数時間しか睡眠をとらず、食事も厳しく管理・節制しました。当然、それを彼のもとに集まる弟子たちにも求めます。しかし、厳しい修行の中で、多くの弟子たちが体調を崩し、病に倒れるようになります。これを悲しんだ白隠は、「内観の秘法」という養生長寿の作法を弟子たちに授けます。その結果、多くの弟子たちが回復し、修行に復帰するようになったのです。

この「内観の秘法」で、生気を養い長寿をもたらす秘訣は「自身の身体と精神を調《ととの》

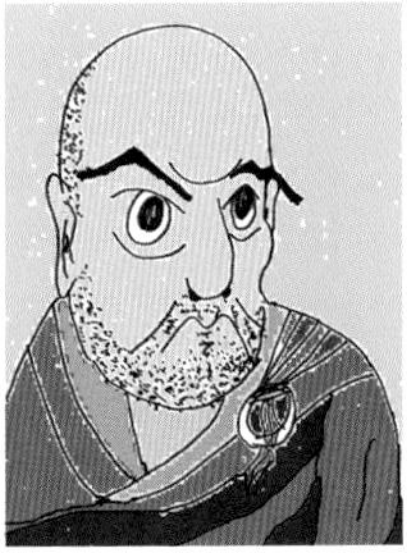

白隠慧鶴
（1685 – 1768）

える」ことが必要であるとし、そのためにはエネルギーを気海丹田に集中させることが最重要と説きます。丹田にエネルギーを集中させることで、様々な不安がなくなり、体内には充実感が充ちてくるのです。白隠禅師は、このように丹田が大事であることをエピソードとともにその著書『夜船閑話』に著しています。

この丹田にエネルギーを集中させることができるようになるには、それなりの修練が必要となります。その中で特に重要であり、完全呼吸法として紹介しているのが「調身・調息・調心法」による呼吸です。

調身・調息・調心法は、身体、呼吸、心をそれぞれ調えることで、心身の安定を目指す中国の伝統的な健康法です。白隠禅師は、万巻の書を読破したと聞きますから、当時最先端であった中国医学も学習し、自分の修行に取り入れたのかもしれません。これに含まれる3つの「調」について、私は以下のように解釈しています。

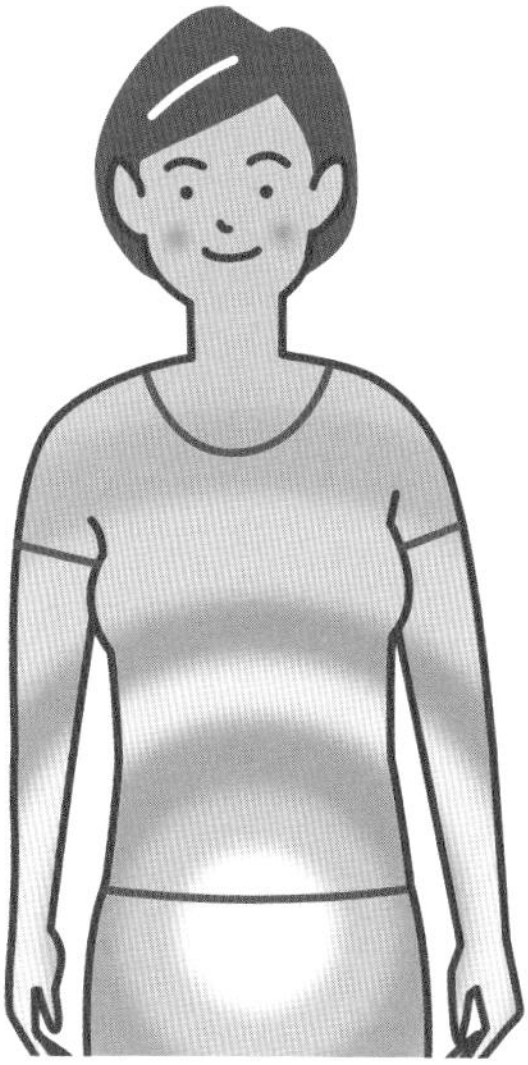

「調身」は、適度な運動やストレッチ、姿勢の改善などを通じて、身体のバランスと柔軟性を高めます。良好な姿勢を保つことで、身体の血液循環やエネルギーの流れを適正に保ちます。

「調息」は、正しい呼吸法を習得することで、リラックスやストレスの軽減、気力の回復を促します。深くゆっくりとした腹式呼吸や丹田呼吸で身体への酸素供給を改善し、自律神経のバランスを調えます。

「調心」は、集中力や内省の能力を高めることに焦点を当てます。心を静め、ストレスや不安を軽減し、内なる平和と調和を追求し、精神的な健康と感情の安定を求めます。

白隠禅師は、この調身・調息・調心法を自身の修行に重ね合わせて独自の健康法として昇華させたと考えられます。由美ブリージングは、西野流呼吸法をベースに私が開発したオリジナルの動きに白隠禅師の流れをくむ調身・調息・調心法による呼吸法を加味した、集中力を高めて行う統合型トレーニングなのです。

【参考文献】直木公彦『白隠禅師―健康法と逸話』(１９７５年／日本教文社)

実践！
ブリージング・レッスン

Practice!
breathing lesson

撮影：辺見真也
ヘア＆メイク：久保早苗／石村真由（Bie）

to Everyone!

解説

ブリージングを始める前に

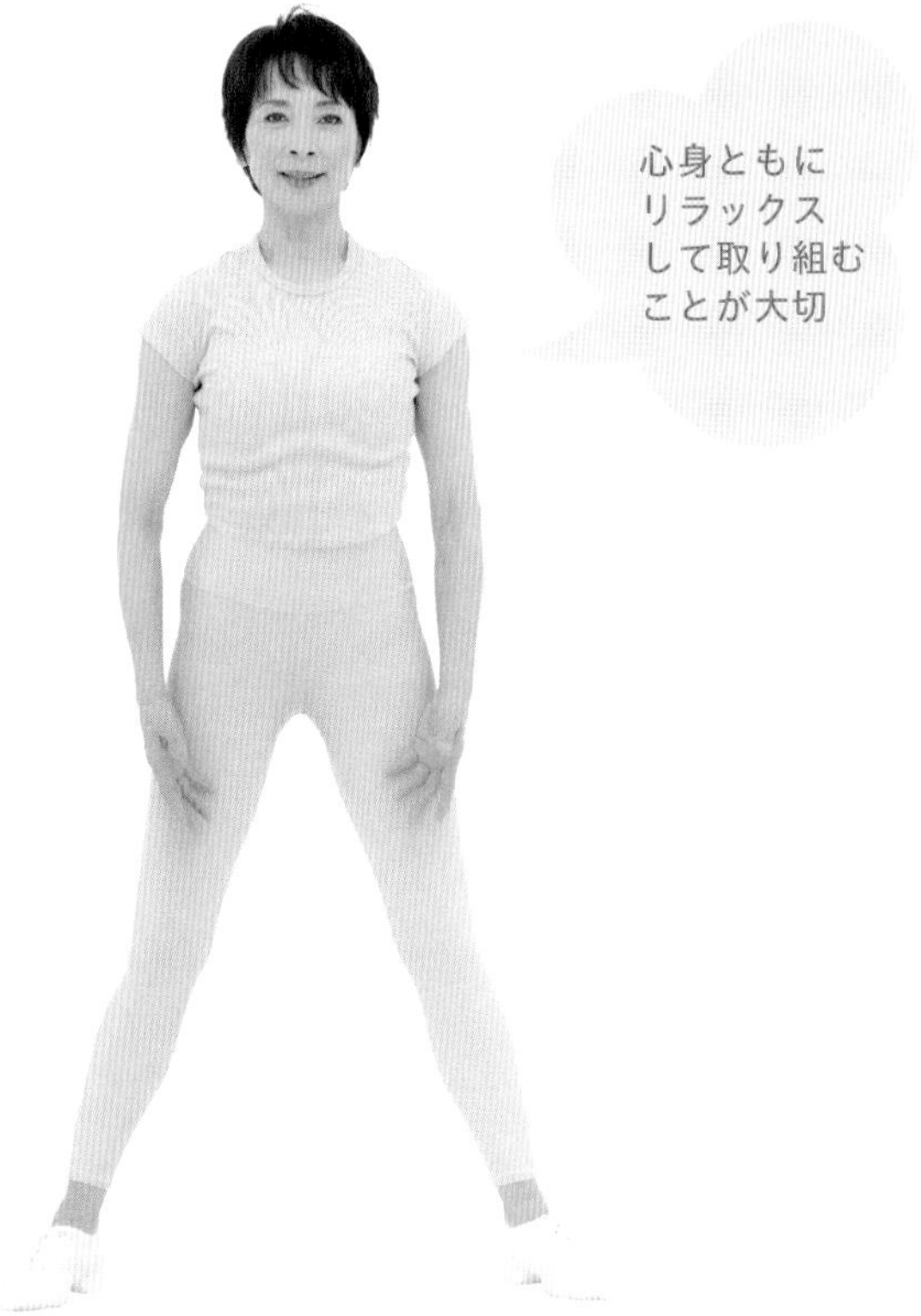
心身ともに
リラックス
して取り組む
ことが大切

ブリージングの前に～まず“リラクシング”、そして姿勢

由美ブリージングには9種類のパターンがあります。そして、そのすべてに共通する重要なポイントは、心身をリラクシング(Relaxing)させた状態で行うこと。身体を解き放って、全身に酸素がいきわたる呼吸を自然に行うことができる状態です。

リラクシングとは、理想的な身体の状態です。全身の力を緩め、心は雑念をとりは

1 Loosen
―― 緩める ――

身体をリラックスさせ、さらに緩めます。笑っているときや楽しいときの身体の状態。仏様のほほえみ、ダ・ビンチのモナリザの表情のように身体が緩んでいるのが理想です。

Twist 2
―― ねじる ――

身体を緩めながら、ねじりを加えます。ゆったりとねじることが大切です。無理にねじったり伸ばしたりすることと、緩めて行うことは全く異なります。自然な動きの中でねじります。特に、腰のねじりは重要です。

らった「無」の状態。たとえば心地よい温泉につかって身体を浮かせているような状態、もしくは無重力状態の宇宙を遊泳している姿をイメージしてください。

この状態で息を丹田に収める「コア呼吸」と足裏から吸い上げるような「足芯呼吸」を行いながら、身体を緩める動きとねじる動きとを加えるのが由美ブリージングです。それぞれの動きの中で意識するのは上記の2点です。

全身がリラクシング状態になったら、姿勢を確認します。

身体がエネルギー（気）を取り入れやすい姿勢を保ちます。太陽から出る光のエネルギーが頭頂（百会）からコアに入ってつ

1 コア呼吸

息をコア(丹田)に溜める

足芯呼吸 2

息を足裏から吸い上げる

ながり、さらに足芯から地球の中心(核)にまで伸びていくイメージを頭の中で描いてください。つまり、太陽(天)~身体(コア)~地球(核)という一直線のエネルギーのラインです。このときの姿勢は、背筋とお尻が平らになるように、少し膝を緩めて立ちます。そして、意識してコアにエネルギーを沈めます。

姿勢が整ったら、ゆっくりとブリージングをスタートさせます。

息の吸い方、吐き方

◎吸い方

鼻から吸います。あたかも巨樹が地面から水分を吸い上げるがごとく、足裏の地面から膝、コアを通って背中、首、頭頂(百会)の上、成層圏のオゾン層まで届くイメージで、深くゆっくりと吸い上げます。息を吸い上げていくときに、「気」が一緒に上がらないよう肛門をかすかに引き締めます。そしてコアを意識して息を溜めます。一呼吸、一呼吸を丁寧に、味わうよう行うことを心掛けてください。

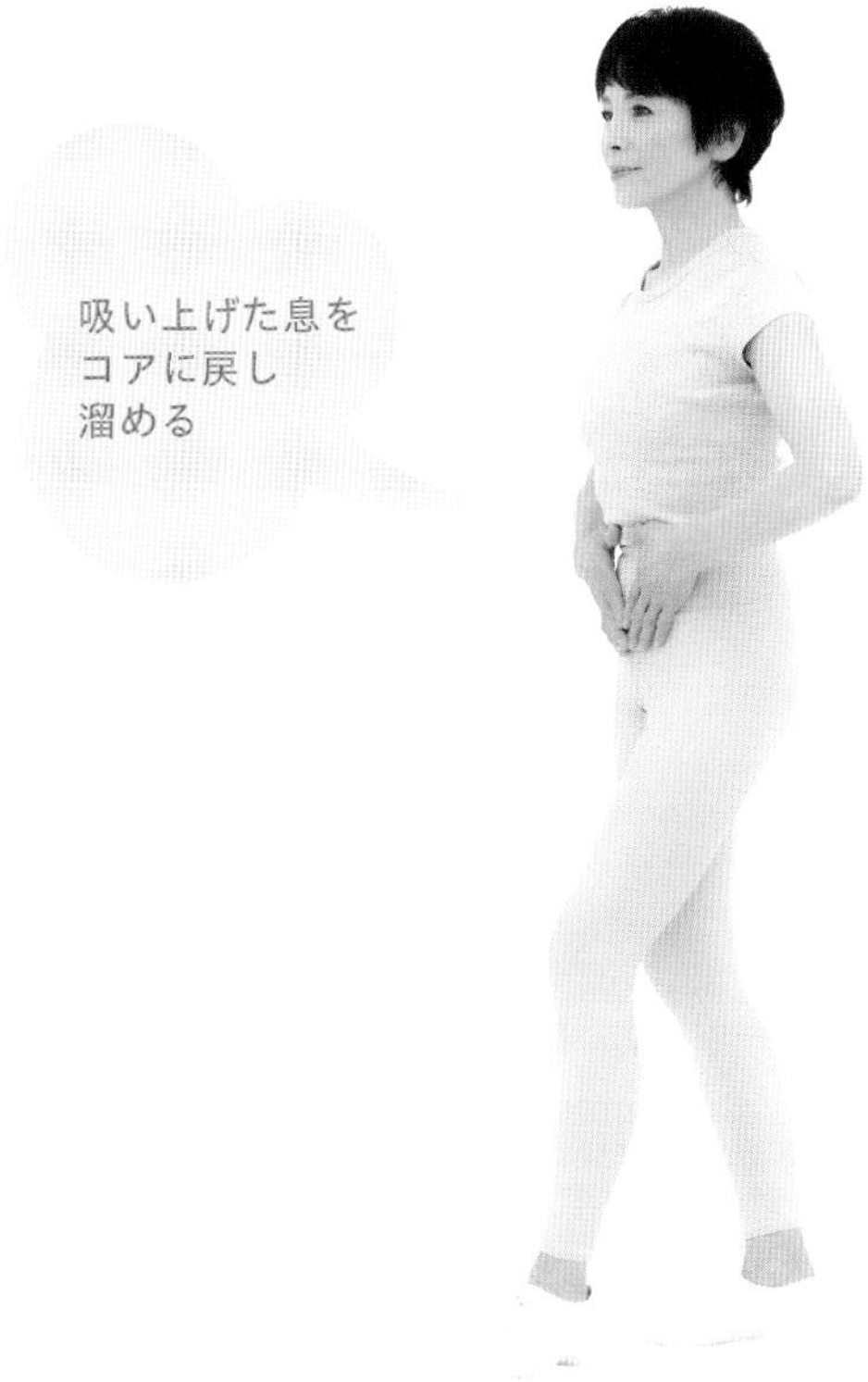

◎吐き方

口から吐きます。吸った息をコアに戻してから、細く長く足裏に向け、さらに地球の中心までをイメージして吐いて行きます。肺活量の測定のように一気に吐いてはいけません。また、この際、全身の力を緩めます。無理に最後まで吐き切ろうとせず、苦しくなりそうであれば息継ぎをしても構いません。

このようにブリージングの基本は、息を吸ってからコアに溜めて、足裏へ吐く、の繰り返しです。なお、後述の「ブーメラン」や「サン&アース」などは足裏からコアまで吸い上げて、そこで溜めて足裏に吐く、の繰り返しです。

1

ベース・ブリージング
Base Breathing

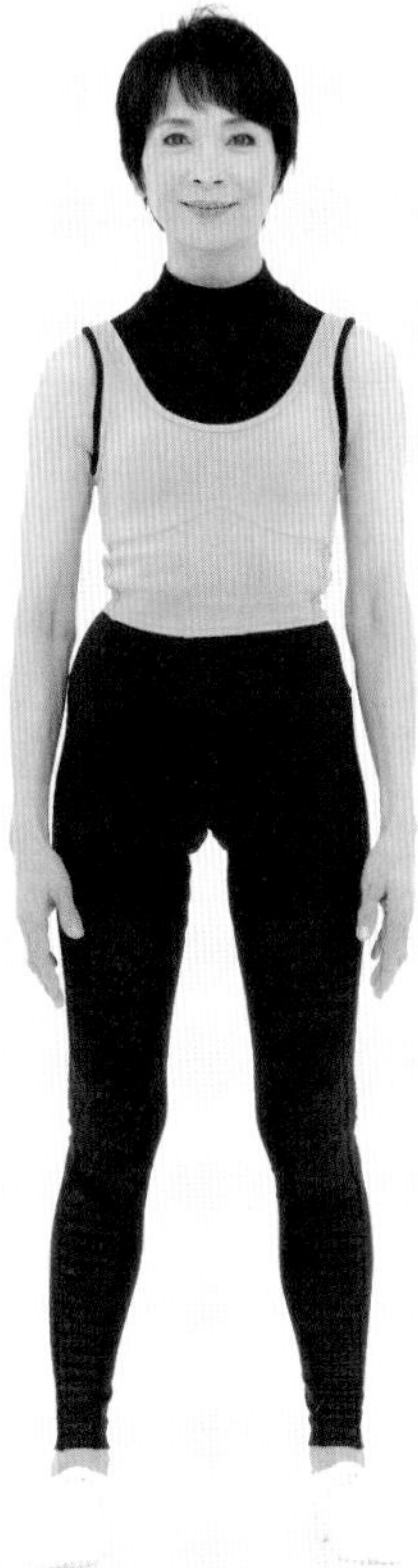

Standing position
立位

ベース・ブリージング（Base Breathing）――ブリージングの基本形の「コア呼吸＋足芯呼吸」術です。

立って行う「立位」と座ったままで行う「座位」があり、それぞれ姿勢が大切です。正しい姿勢をキープすることでスムーズに呼吸ができます。

座った状態で行うブリージングは、足腰の悪い方や疲れやすい方におススメです。また、仕事の合間に行うこともできますから、特にデスクワークや車の運転をする方

立位と座位は、
すべての
ブリージングに
通じる基本形
です！

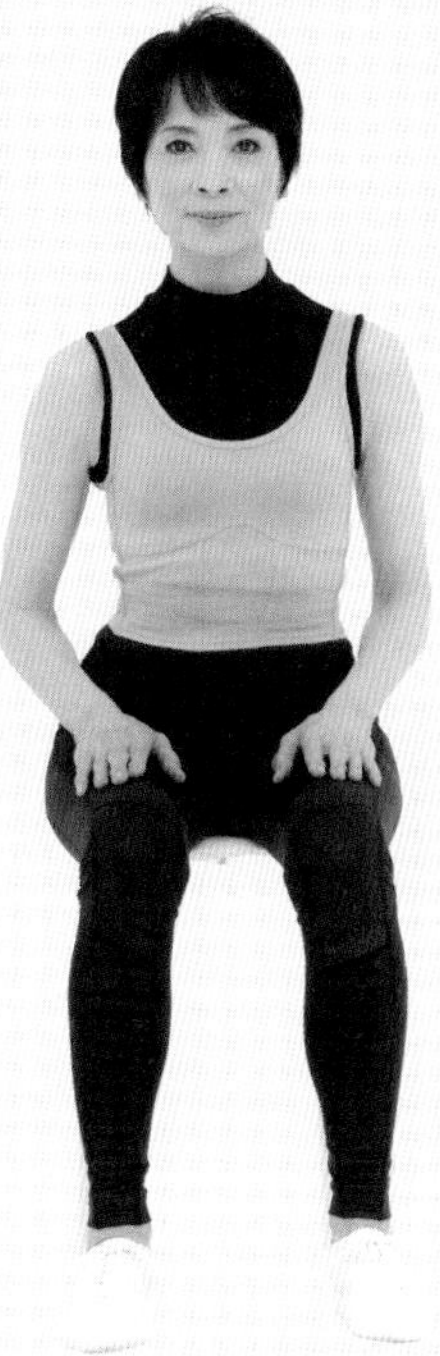

Sitting position

座位

は是非覚えて休憩時に行ってください。

このブリージングを楽しく、自然にできるよう身に付けることが本書の最初のステップです。シンプルですがすべてのブリージングに通じる基本形ですから、身体になじませるよう繰り返し練習しましょう。

全身の力を抜き、リラックスして、まるで若葉が茂る森に囲まれた湖に身体を浮かせているような姿をイメージして、のびのびと行ってください。血液循環が良くなり、内臓の動きも活発になります。コアから身体の隅々まで気が巡り、約60兆個の細胞が活性化され、指先が温かくなるのが感じられます。このことは、すべてのブリージングに同様に通じる効果です。

前から見た姿勢

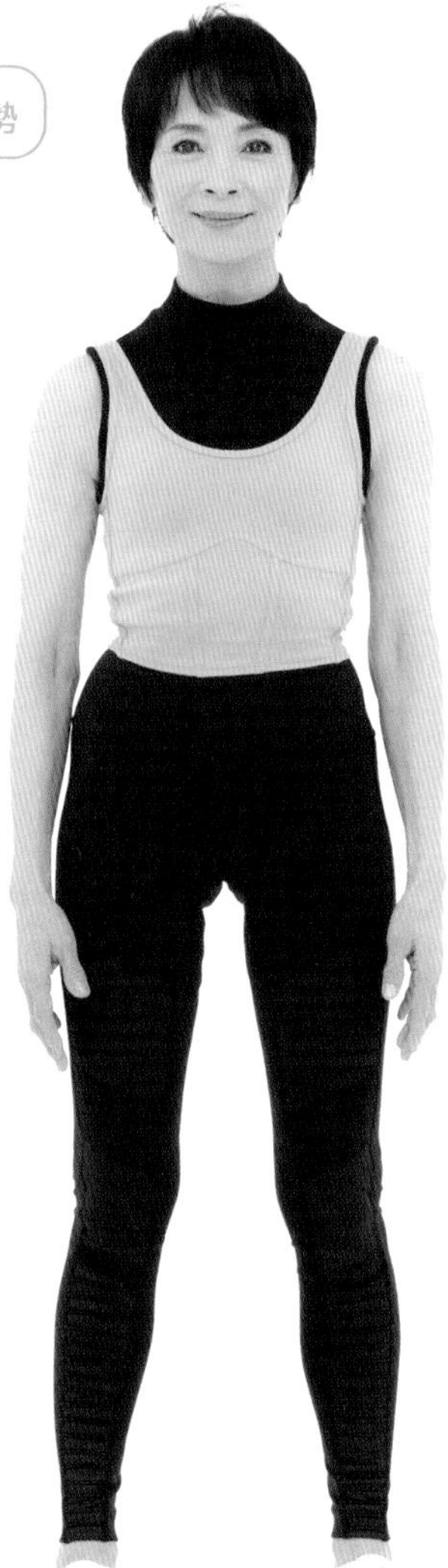

Standing Position

ベース・ブリージング 立位

動画でチェック!

基本の立ち方

1 足は肩幅に開き、背筋がまっすぐになるように立つ。

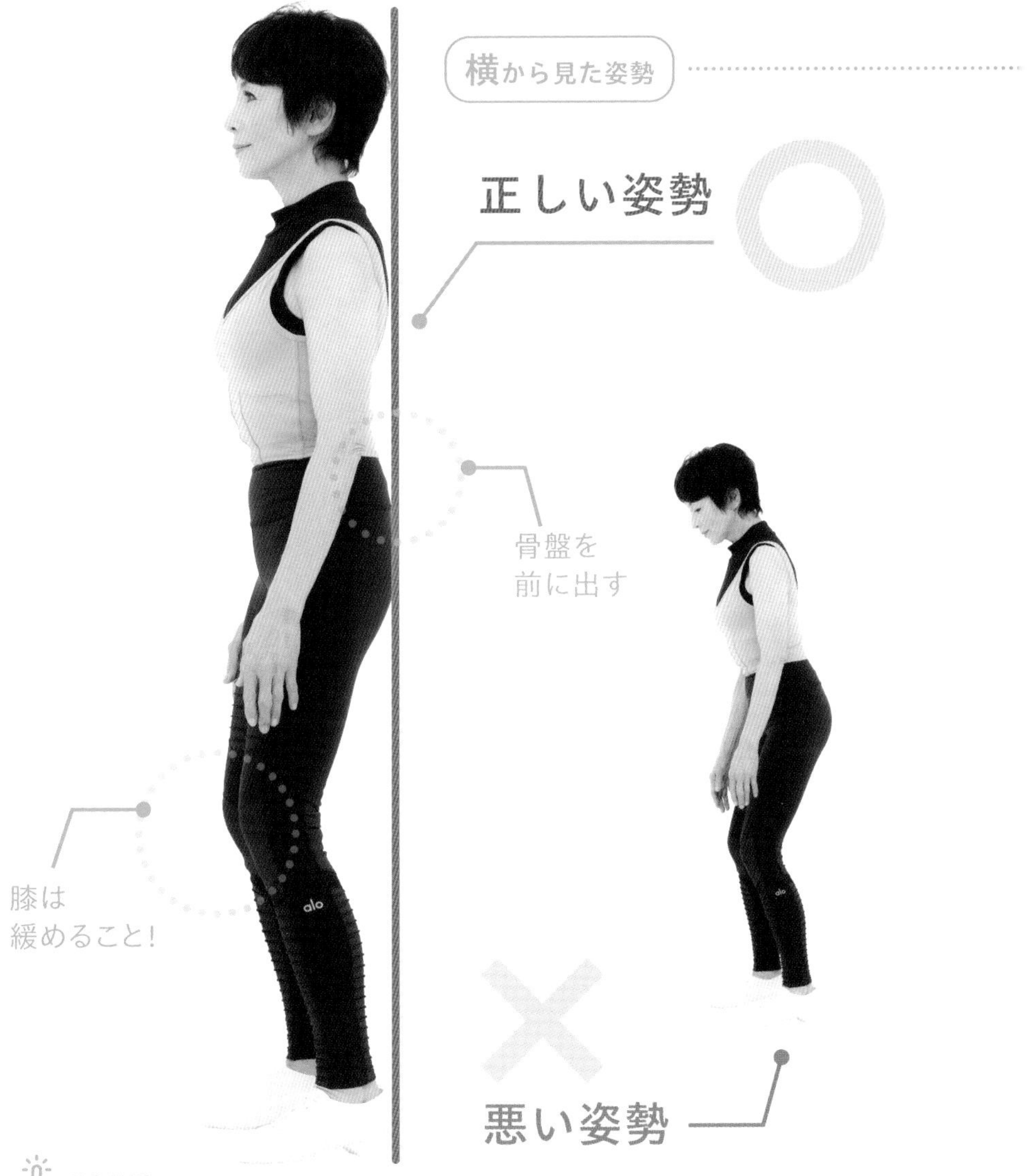

POINT

上半身の力を抜き、膝を緩め、腕も力を抜いて自然に下げます。背筋をまっすぐに、あたかも太陽から地面に至る１本のエネルギーラインが自分の身体を貫いているようなイメージです。この力を抜いた立ち方は、すべてのブリージングに通じる大切なポイントです。

2

まず、手をコアに置き、そこから、息を細く足裏に向けて吐きながらゆっくりと手で脚をなぞるように前屈する。

3

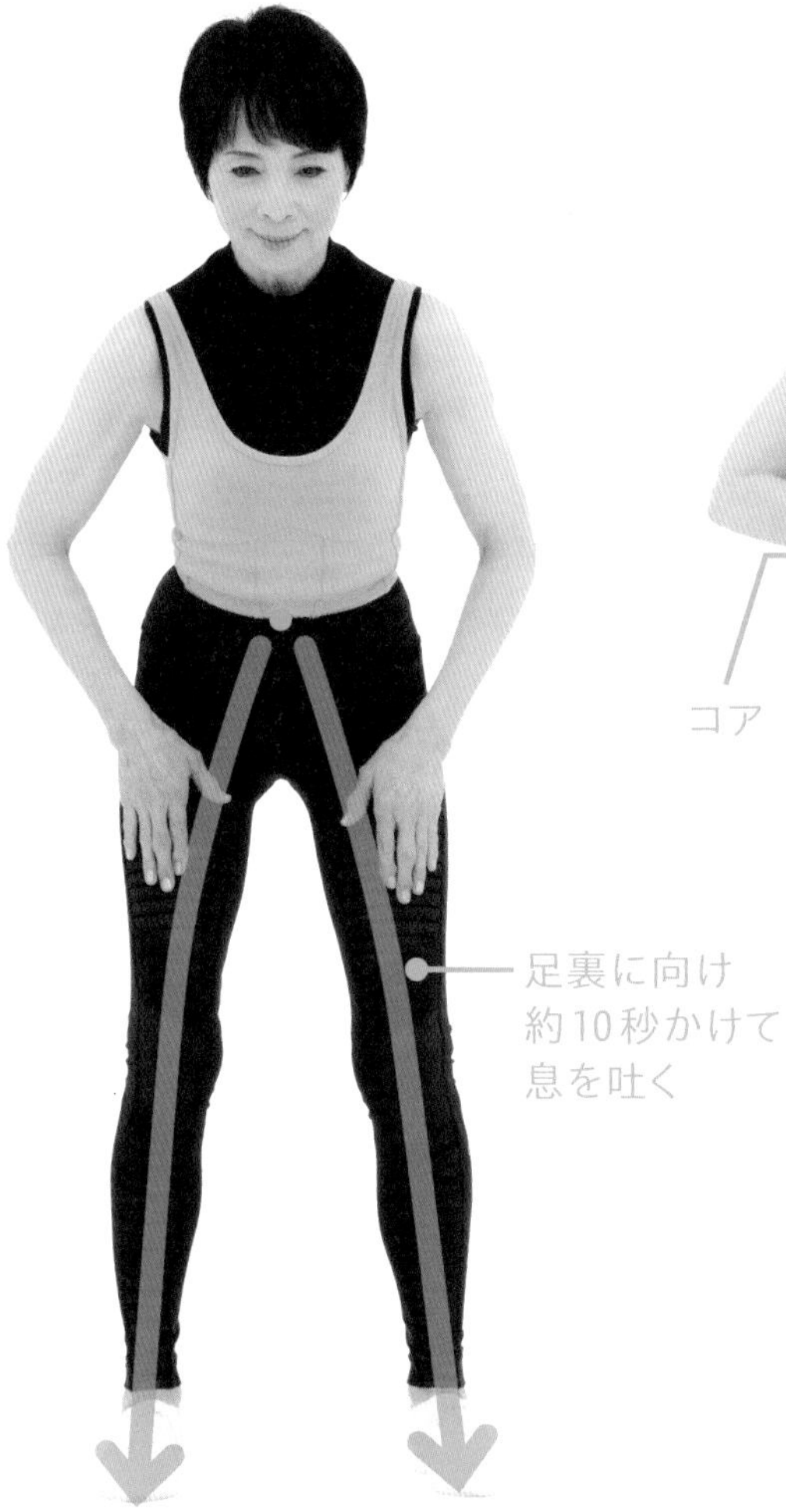

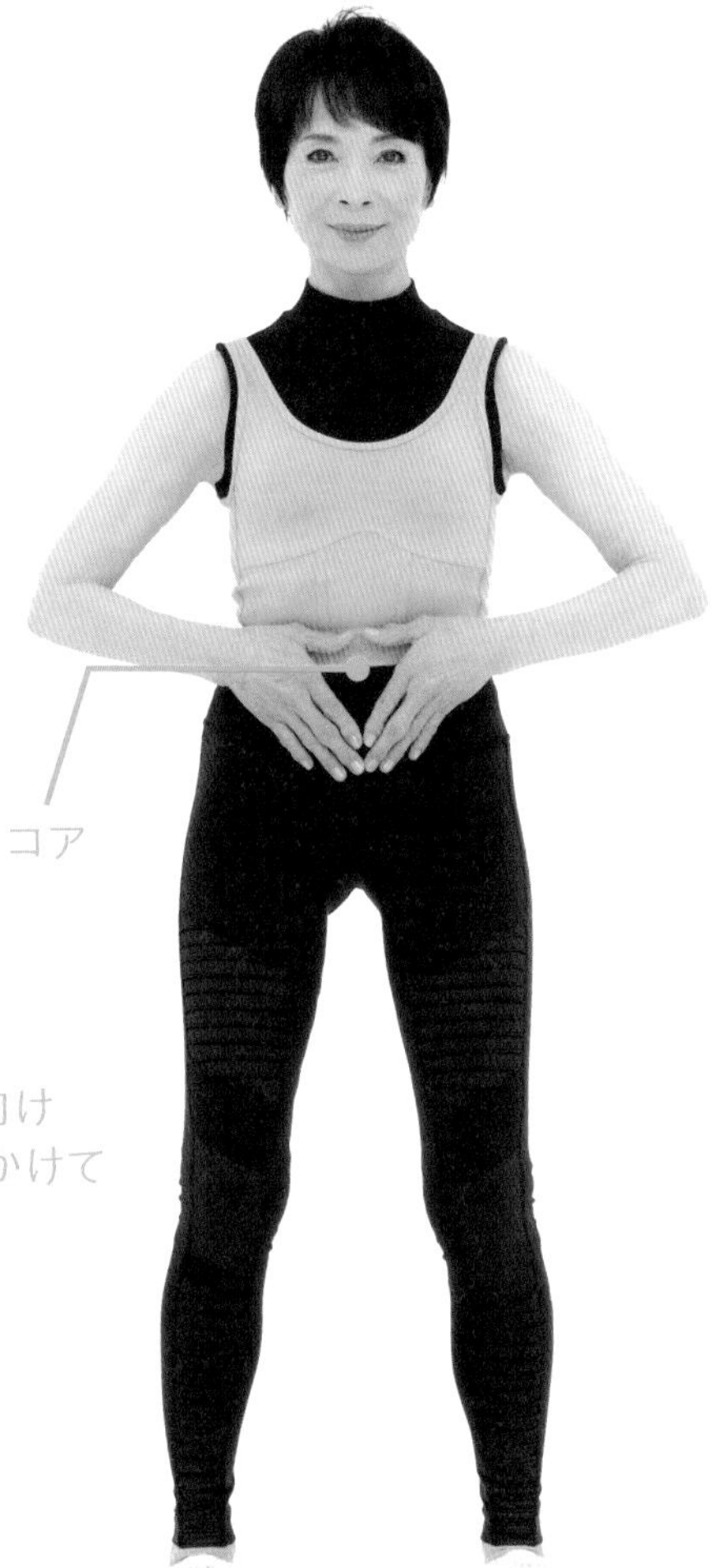

4

つま先まで手をおろし、全身の力を緩めて息を無理のない範囲で最後まで吐く。

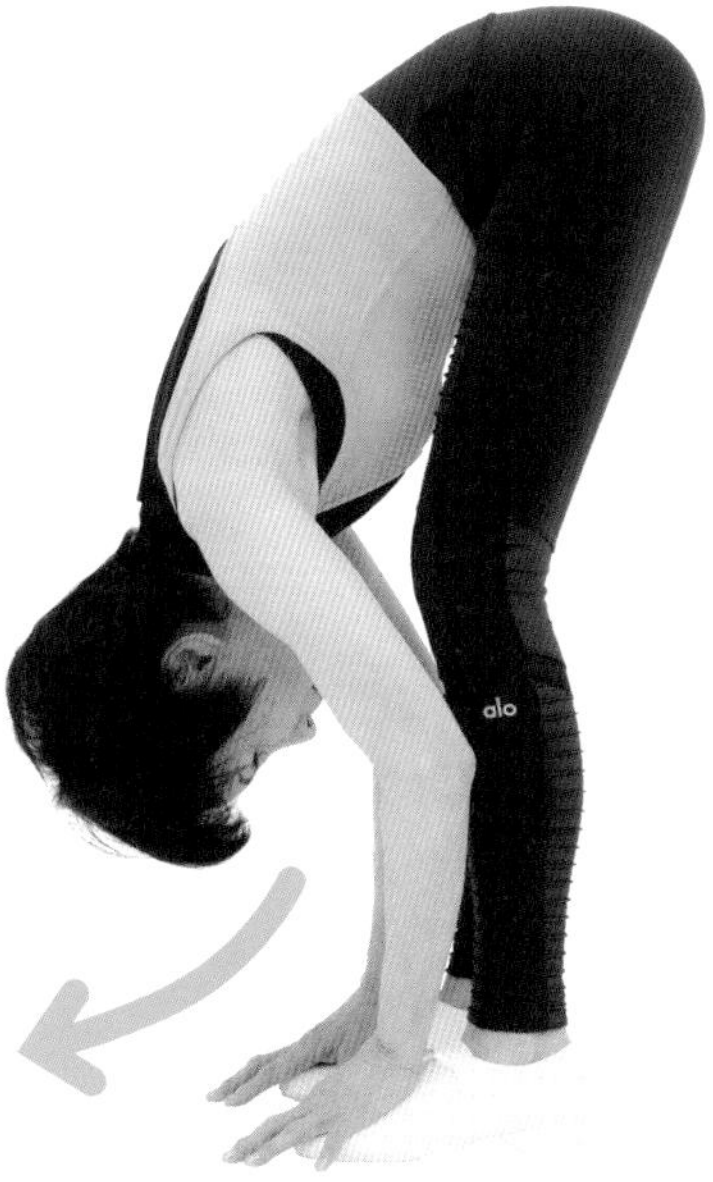

横から見た姿勢

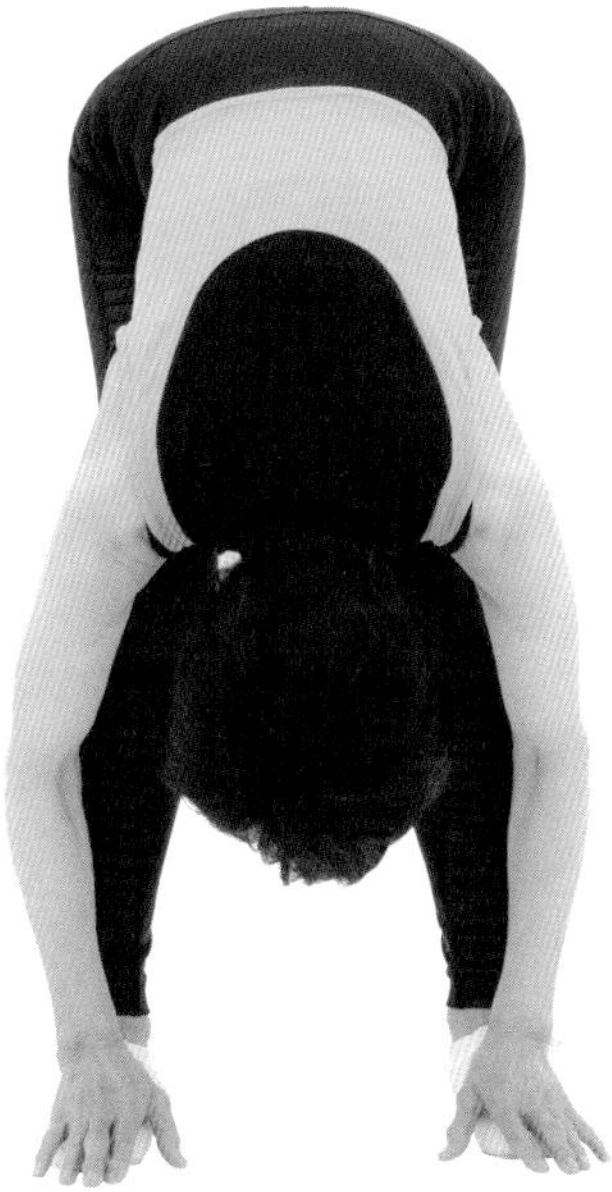

前から見た姿勢

POINT

無理のない範囲で前屈してください。手が床につかない方は、膝や足首のあたりで止めて問題ありません。また、前屈姿勢になったときにはあまり無理をせず、膝を緩めてください。

5

身体を起こしながらゆっくりと鼻から息を足裏から吸い上げてゆく。

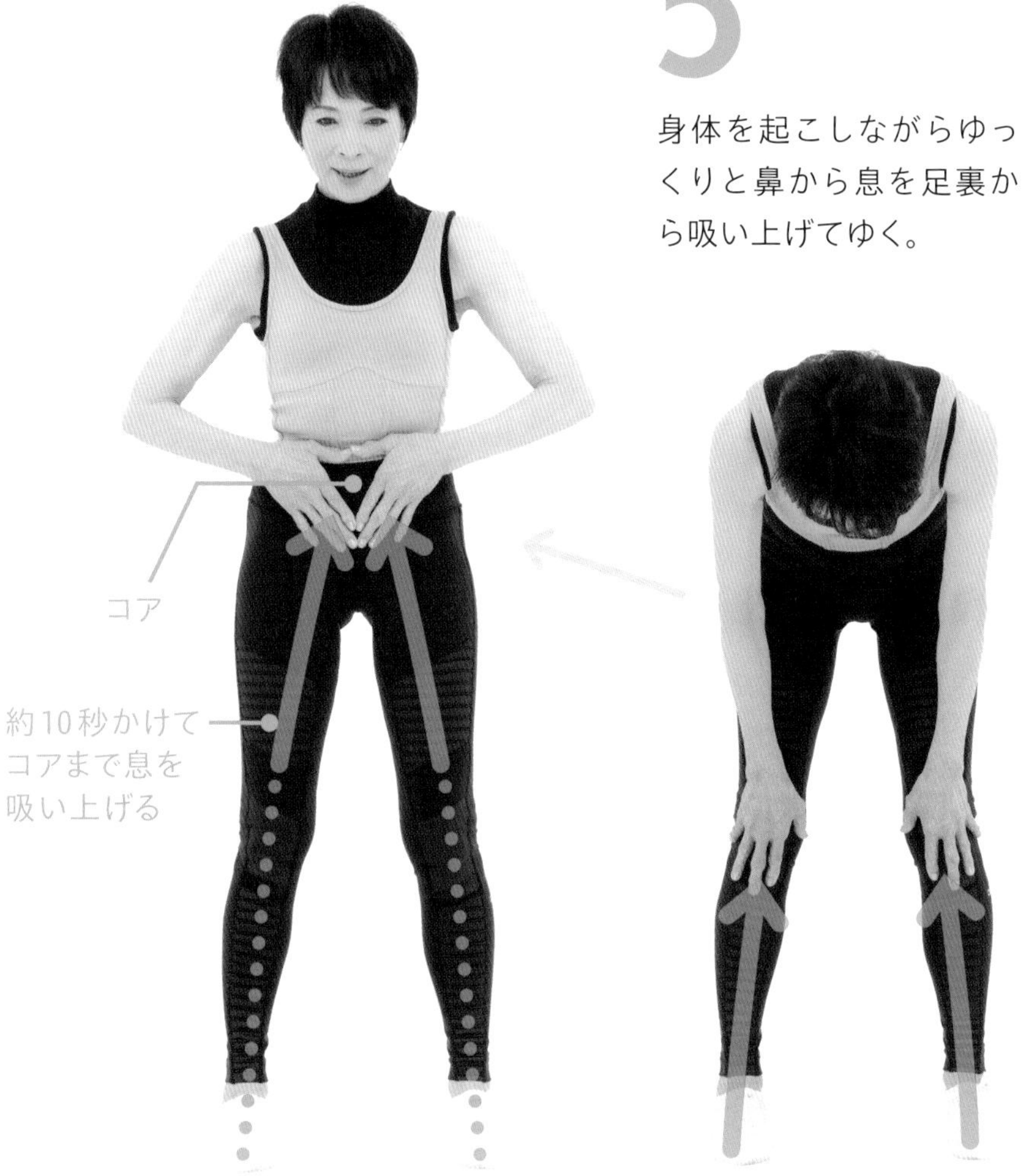

POINT

はじめは息を口から足裏へと吐くイメージで。そして、巨樹が根から水分や養分を吸い上げてくるように、足裏から膝を通り、コア、胸、さらに頭頂までゆっくり丁寧に息を吸い込み、コアでいったん溜めます。息継ぎしても構いません。この間、肛門を軽く引き締め、呼吸と一緒に気が上がってしまわないよう意識します。

6

コアまで吸い上げたら息継ぎをしながら、手を腰に回す。

ここから
さらに息を
吸い上げます

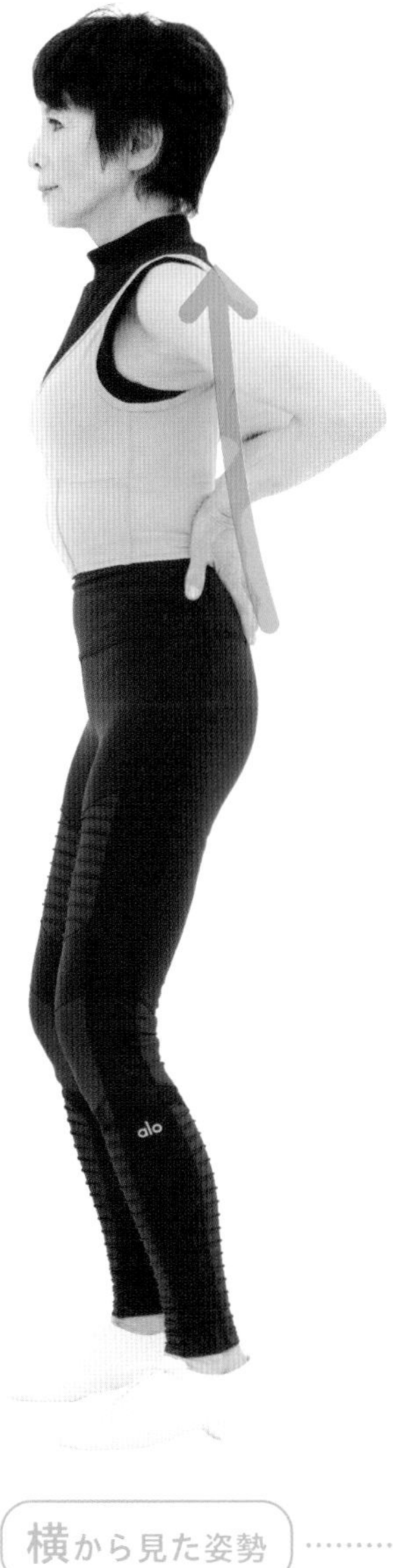

横から見た姿勢

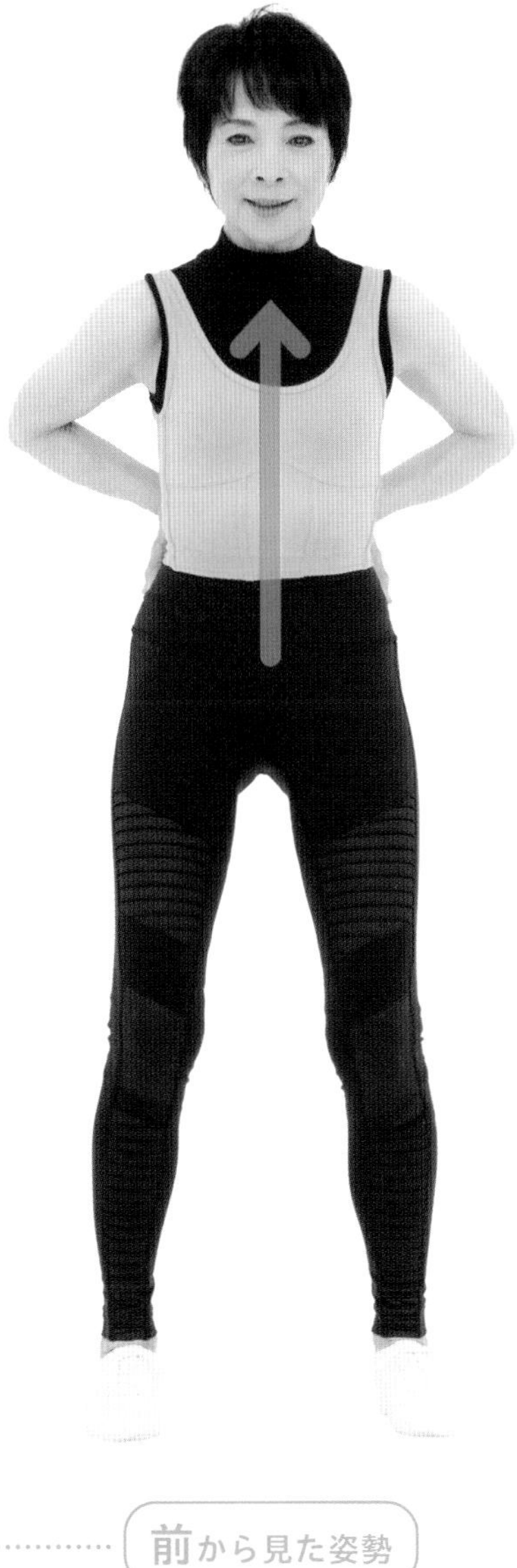

前から見た姿勢

7

背中から首、頭頂へとさらに息を吸い上げる（約10秒）。

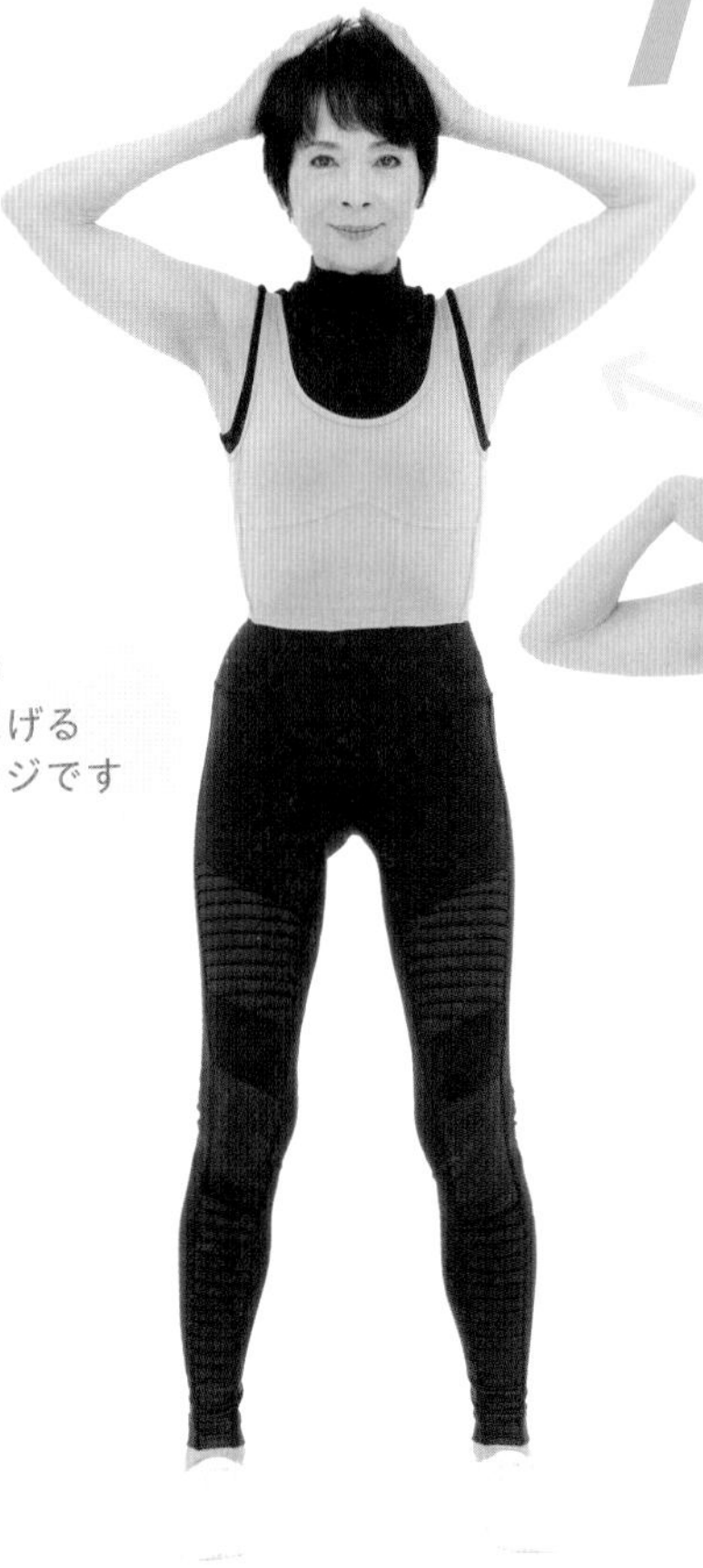

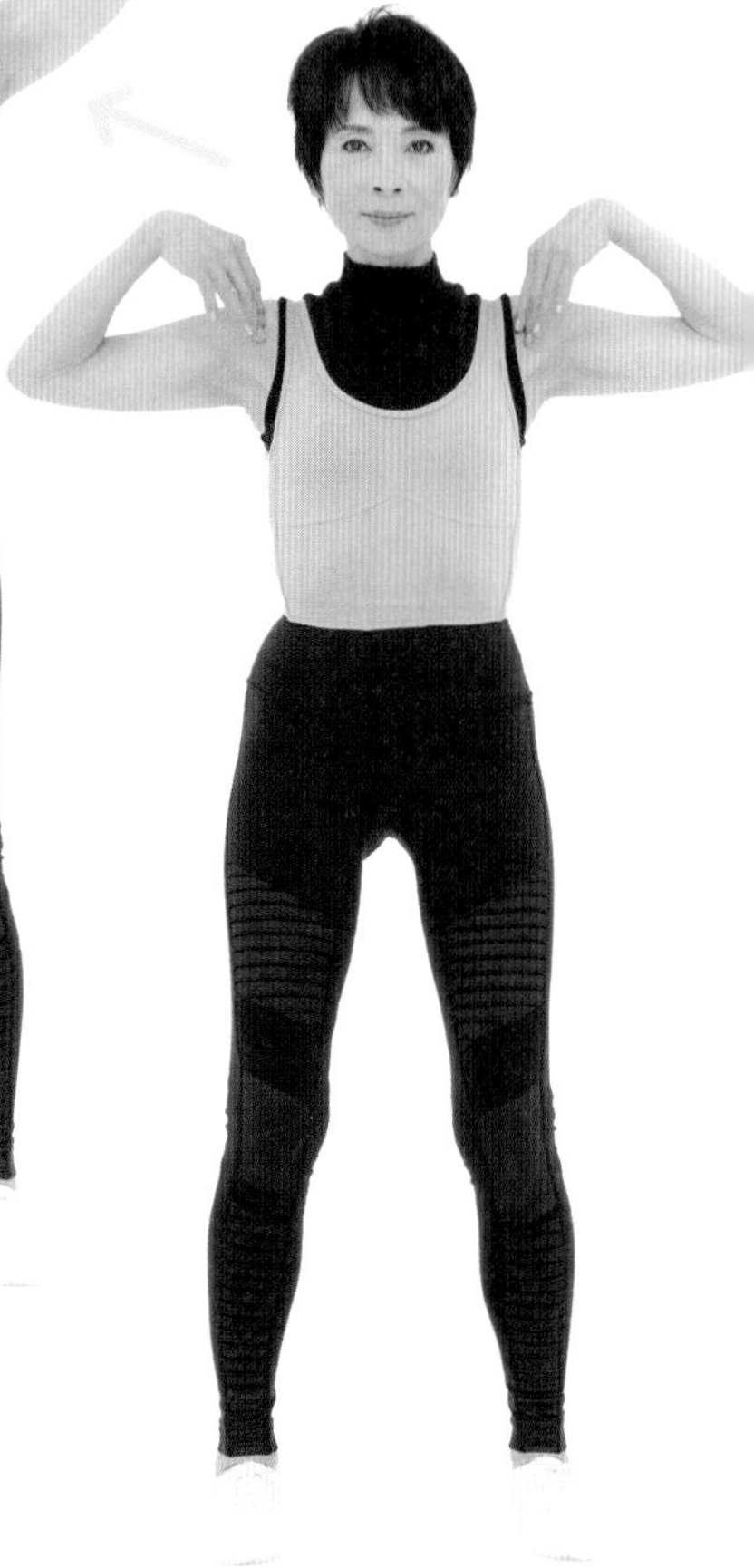

8

息継ぎして頭頂のさらに上まで息を吸い上げたら、苦しくならない程度に軽く息を止める。

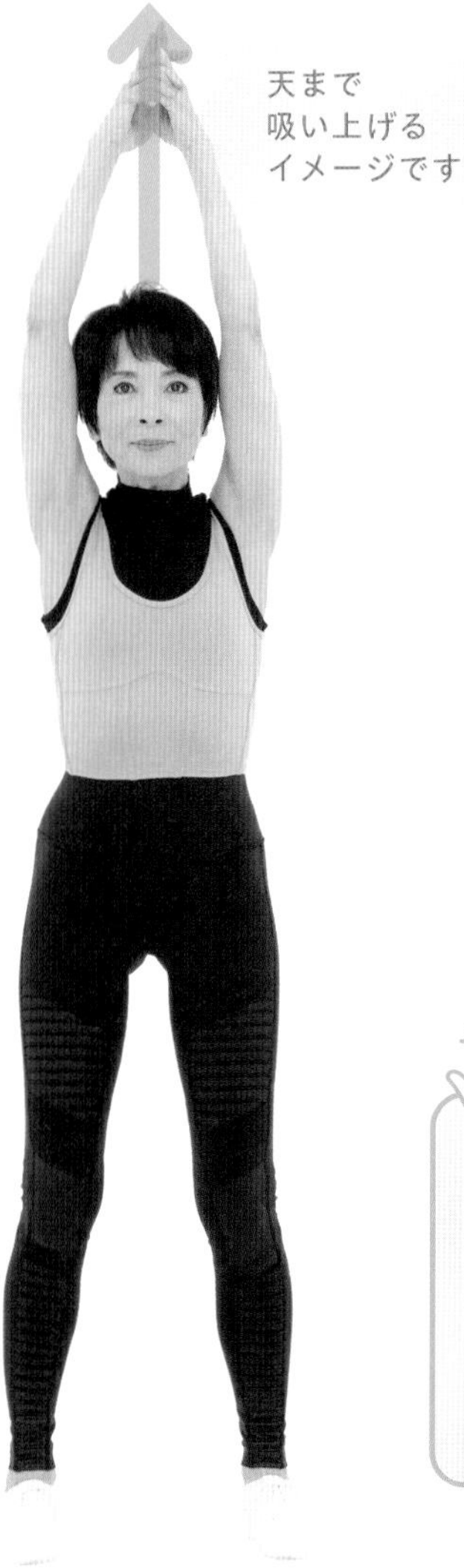

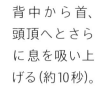

POINT

息が塊となって身体の中心を通過し、最後は天のお日様まで届くかのようなイメージで吸い上げます。背筋をピンと伸ばし、そして腰を沈めます。かかとは床についたまま。

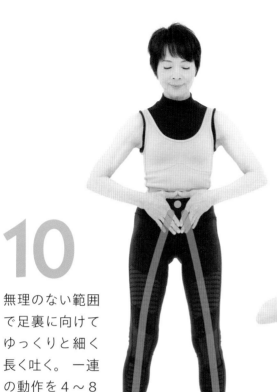

9

息を止めたまま吸った息をコアへおろし、溜める（約5秒）。

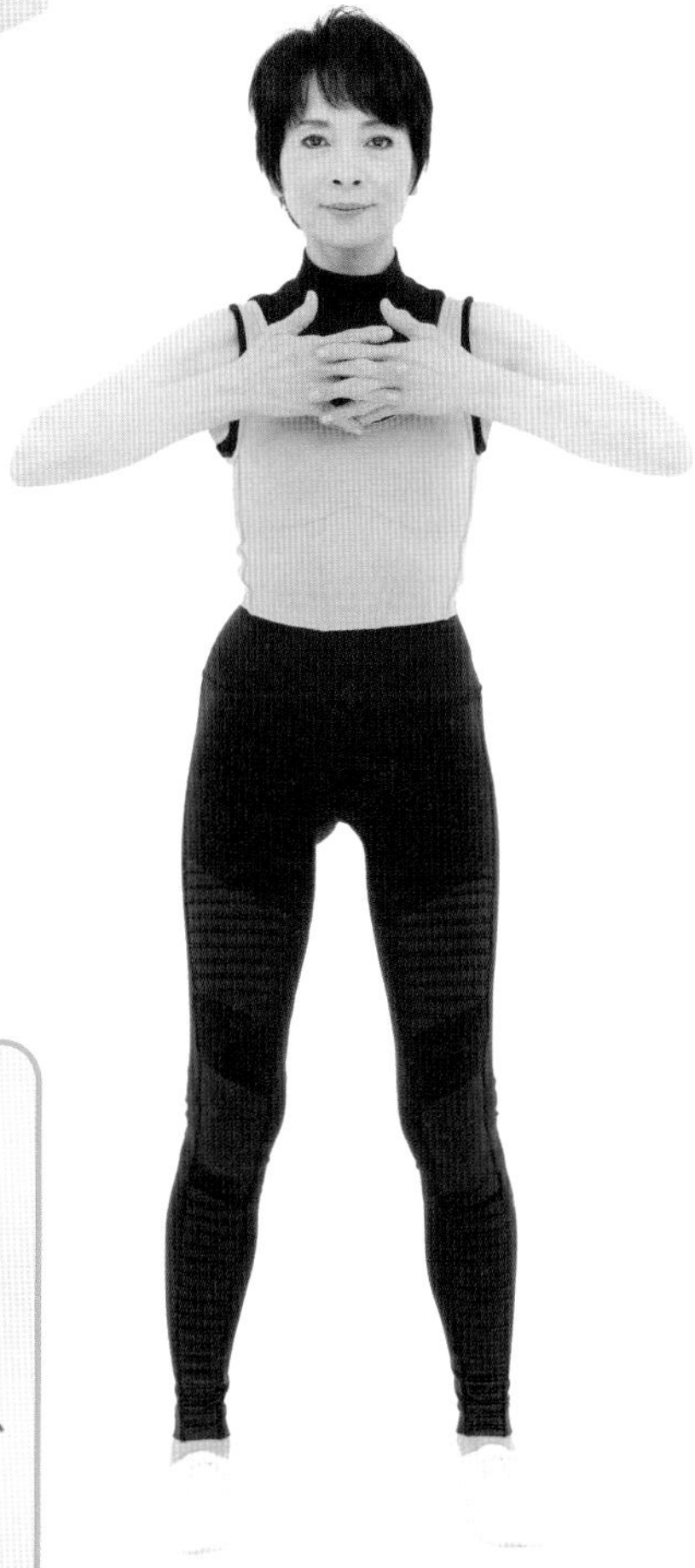

10

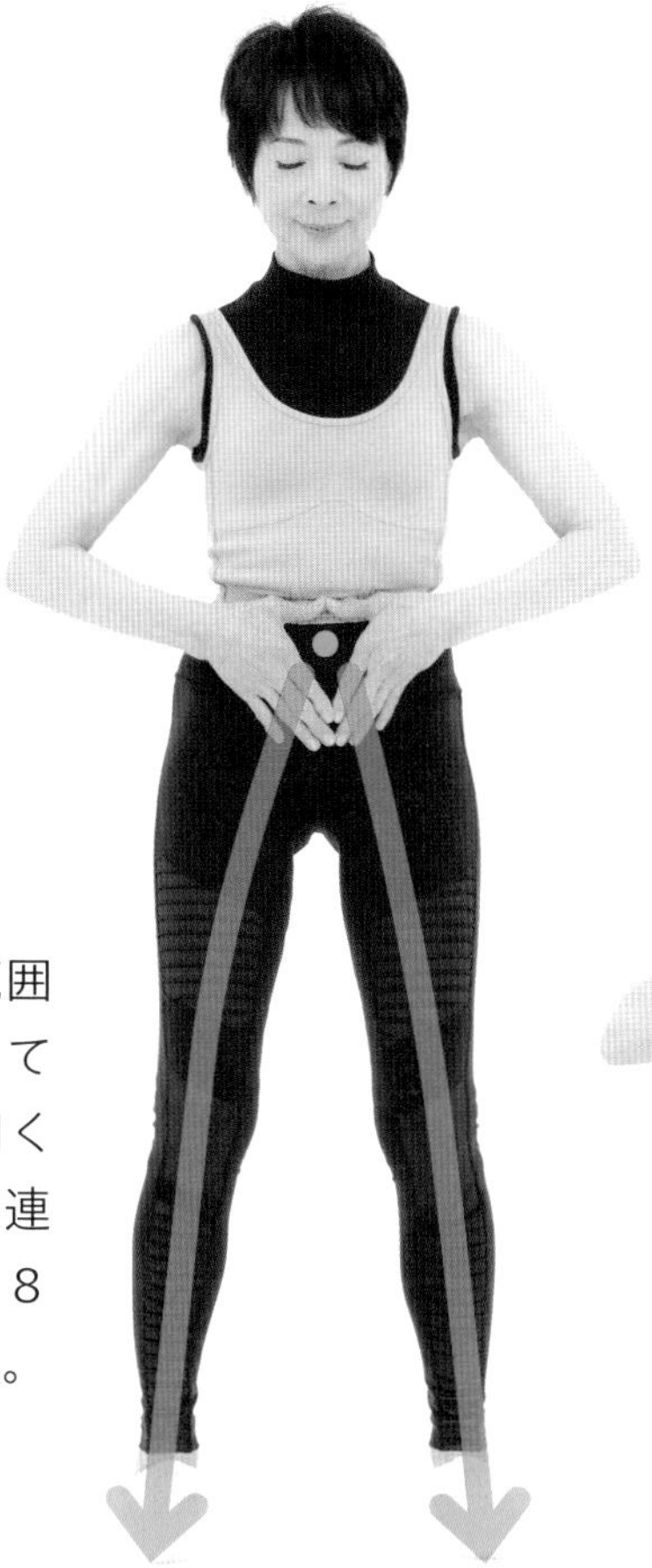

無理のない範囲で足裏に向けてゆっくりと細く長く吐く。一連の動作を４～８回続けて行う。

POINT

決して無理をせずに、何度か途中で息継ぎしても構いません。身体の呼吸の通り道をイメージすることが大切です。息を吐きおろす際は、細くゆっくりと。最後はコアに息をいったん溜め、２回目のブリージングに移行します。はじめは、コアの感覚がイメージしづらいかもしれませんが、繰り返し行ううちに、コア呼吸と足芯呼吸が自然とできるようになります。

Sitting Position

ベース・ブリージング

座位

動画でチェック!

前から見た姿勢

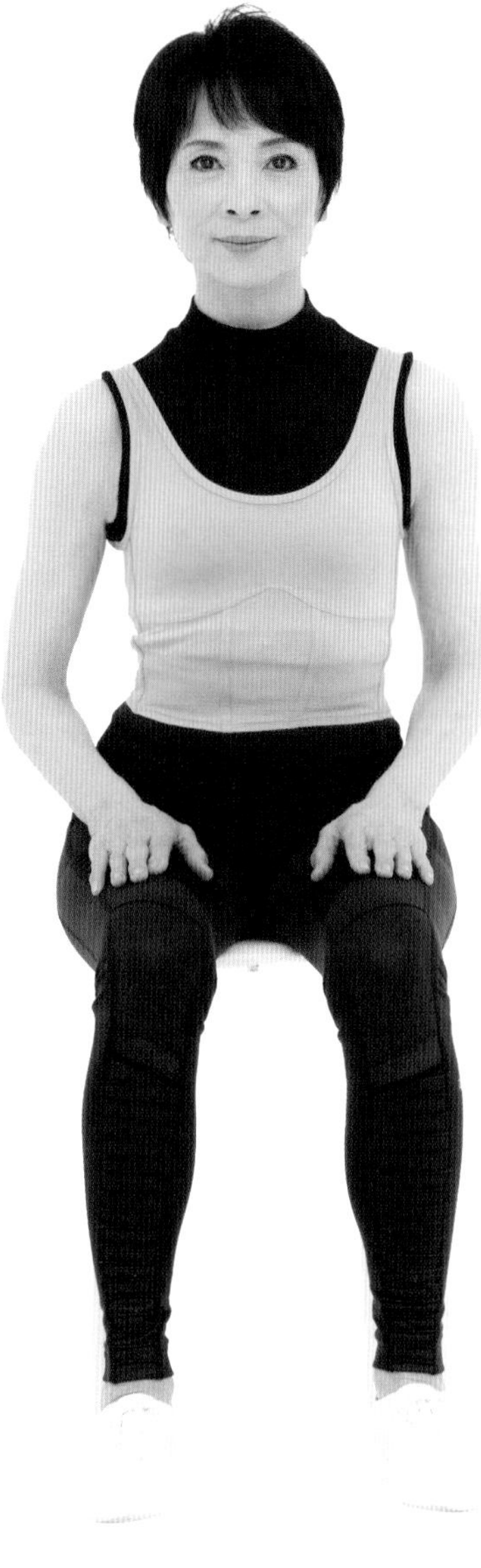

基本の座り方

1 椅子に腰掛け、少し足を開き、背筋をまっすぐに。

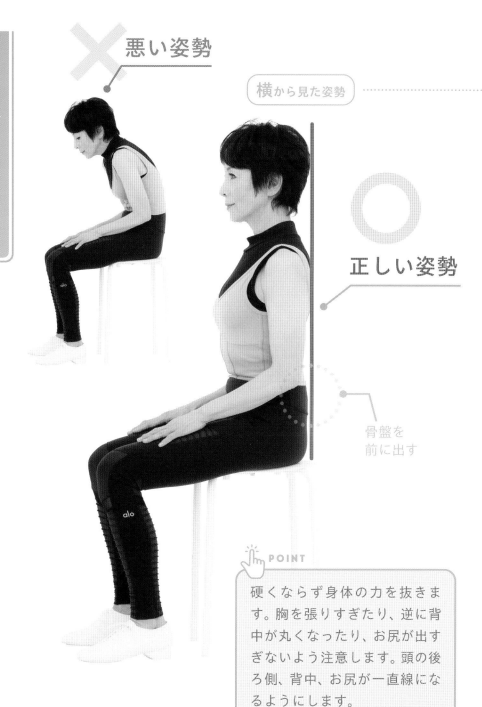

✕ 悪い姿勢

横から見た姿勢

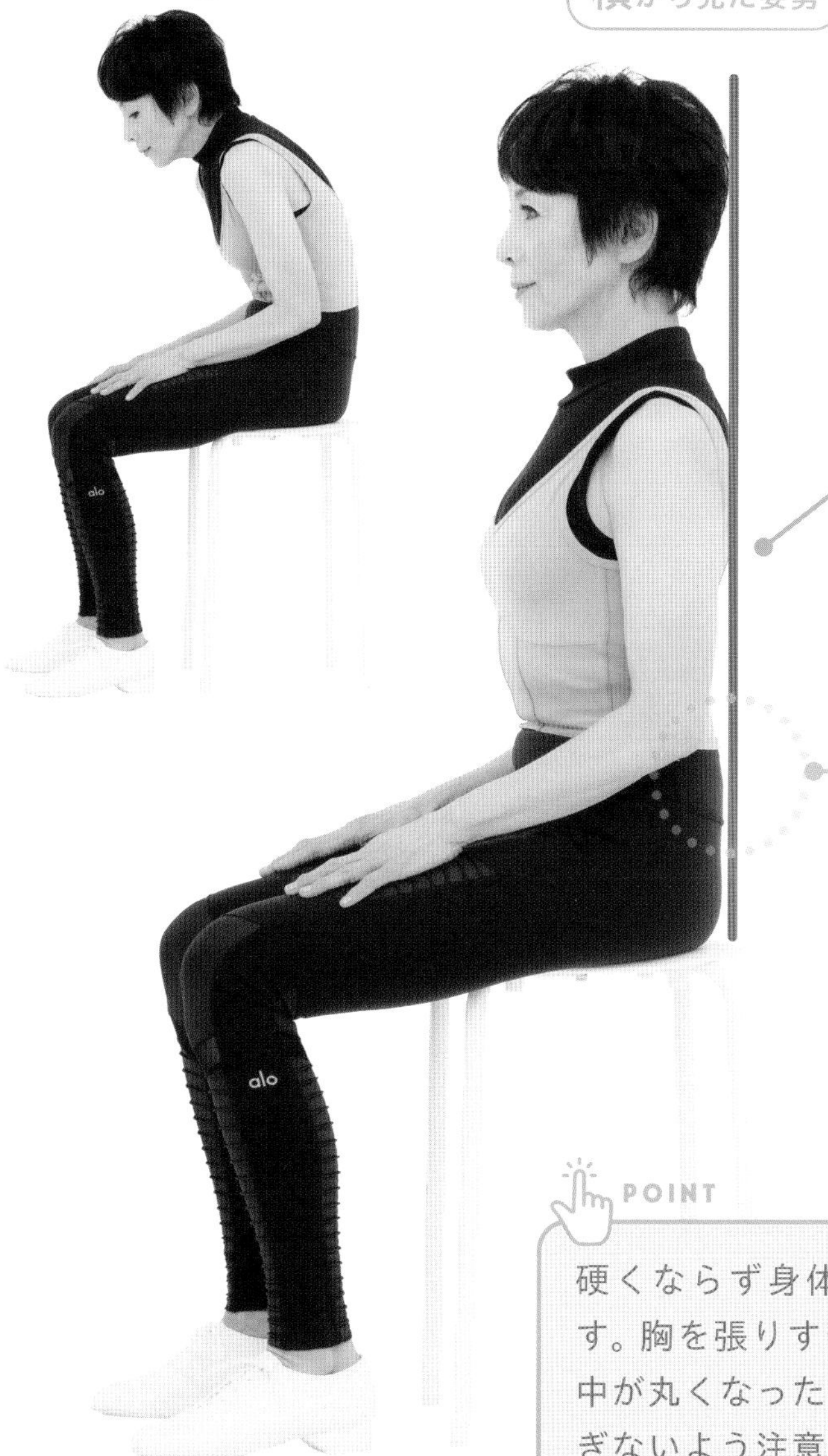

○ 正しい姿勢

POINT

硬くならず身体の力を抜きます。胸を張りすぎたり、逆に背中が丸くなったり、お尻が出すぎないよう注意します。頭の後ろ側、背中、お尻が一直線になるようにします。

2

まず、手をコアに置き、太もも、膝、脛となぞるようにおろしながらゆっくりと息を吐いていく。

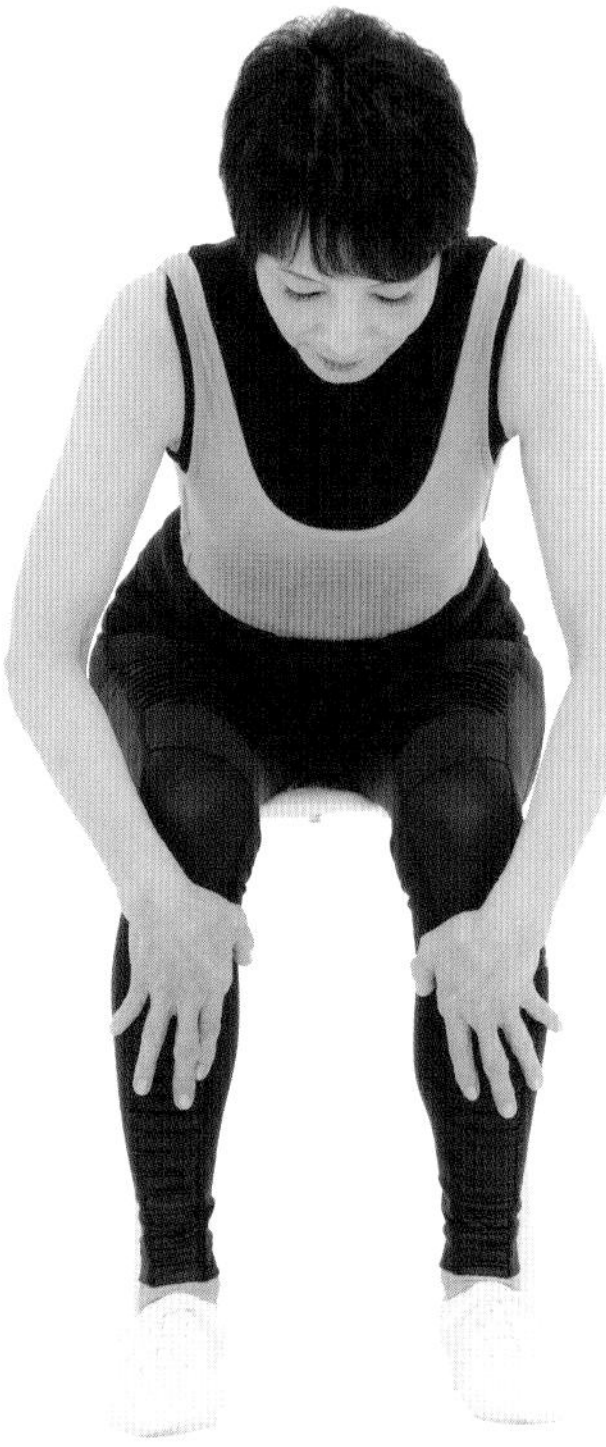

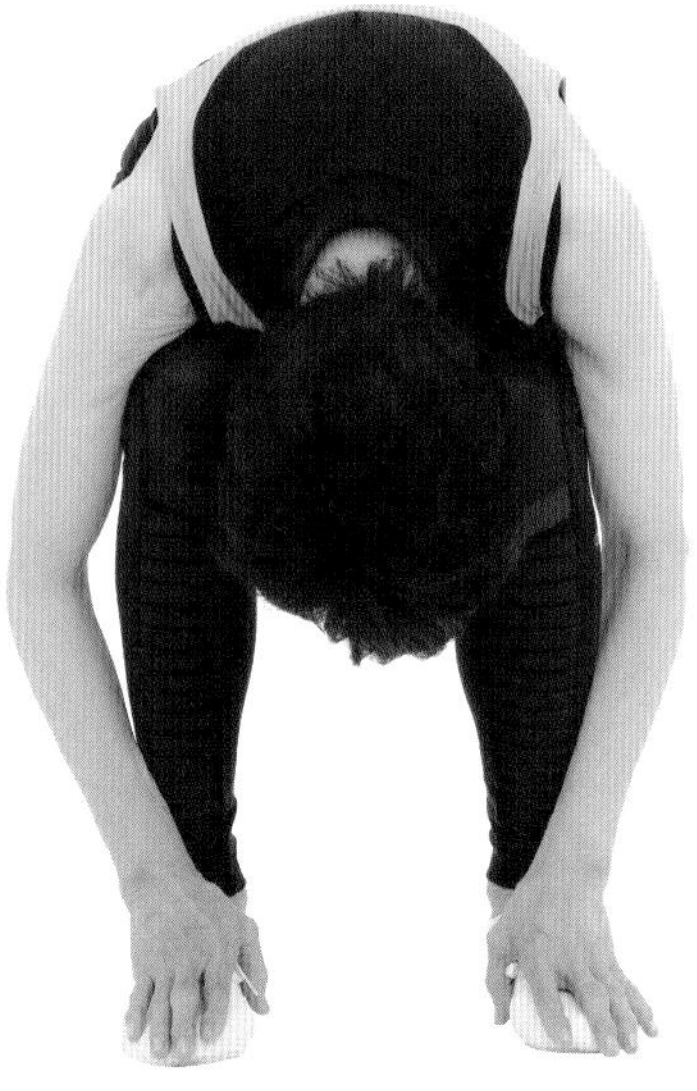

3

足の先まで手をおろし、全身の力を緩めて無理のない範囲で息を吐く。

POINT

前屈は、無理をせず手が届く範囲で行ってください。苦しい場合は途中で息継ぎしても大丈夫。息を吸い上げる際も、ゆっくりと無理をせずに。立位同様に、肛門を軽く締めることを忘れずに。

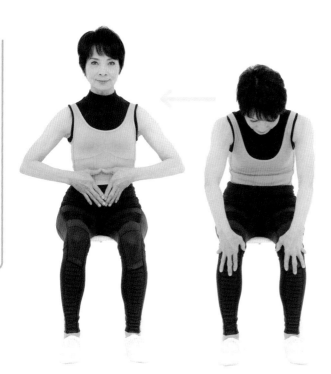

4

徐々に身体を起こしながらゆっくりと息を吸い上げていく。手をコアに戻す。

5

コアまで吸い上げたら息継ぎしながら、手を腰に移す。

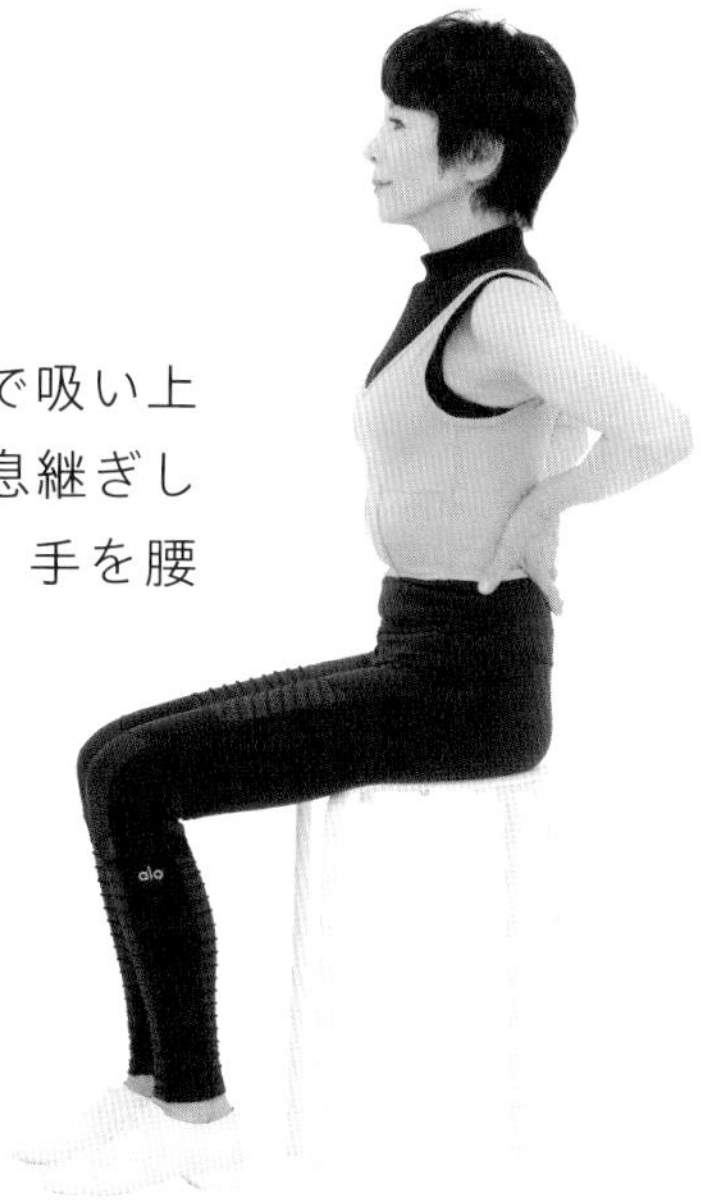

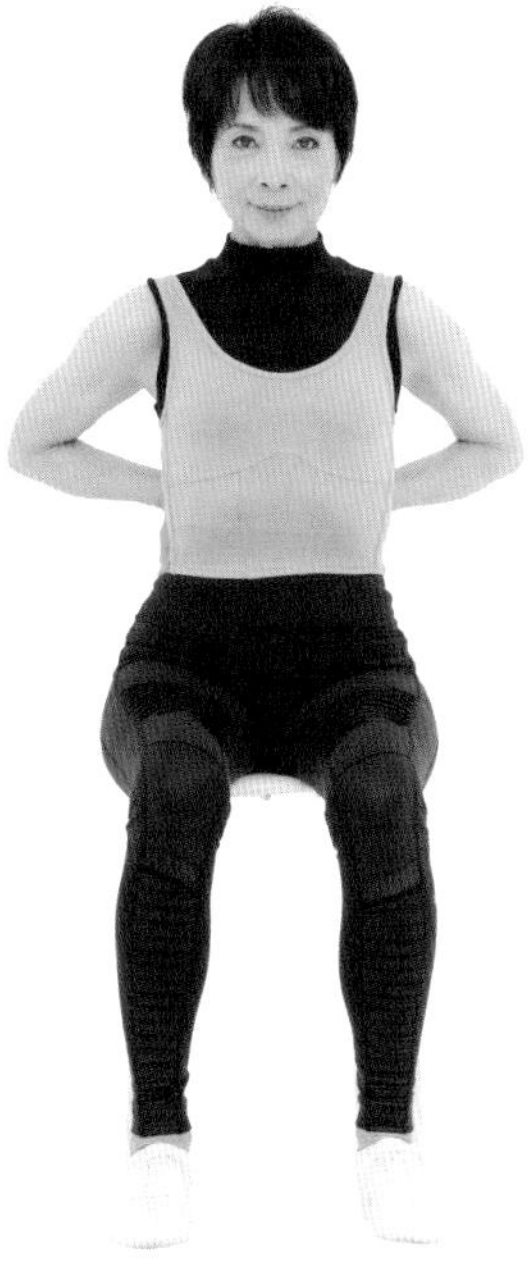

横から見た姿勢 …………………… 前から見た姿勢

6 背中から頭頂へと息を吸い上げていく。

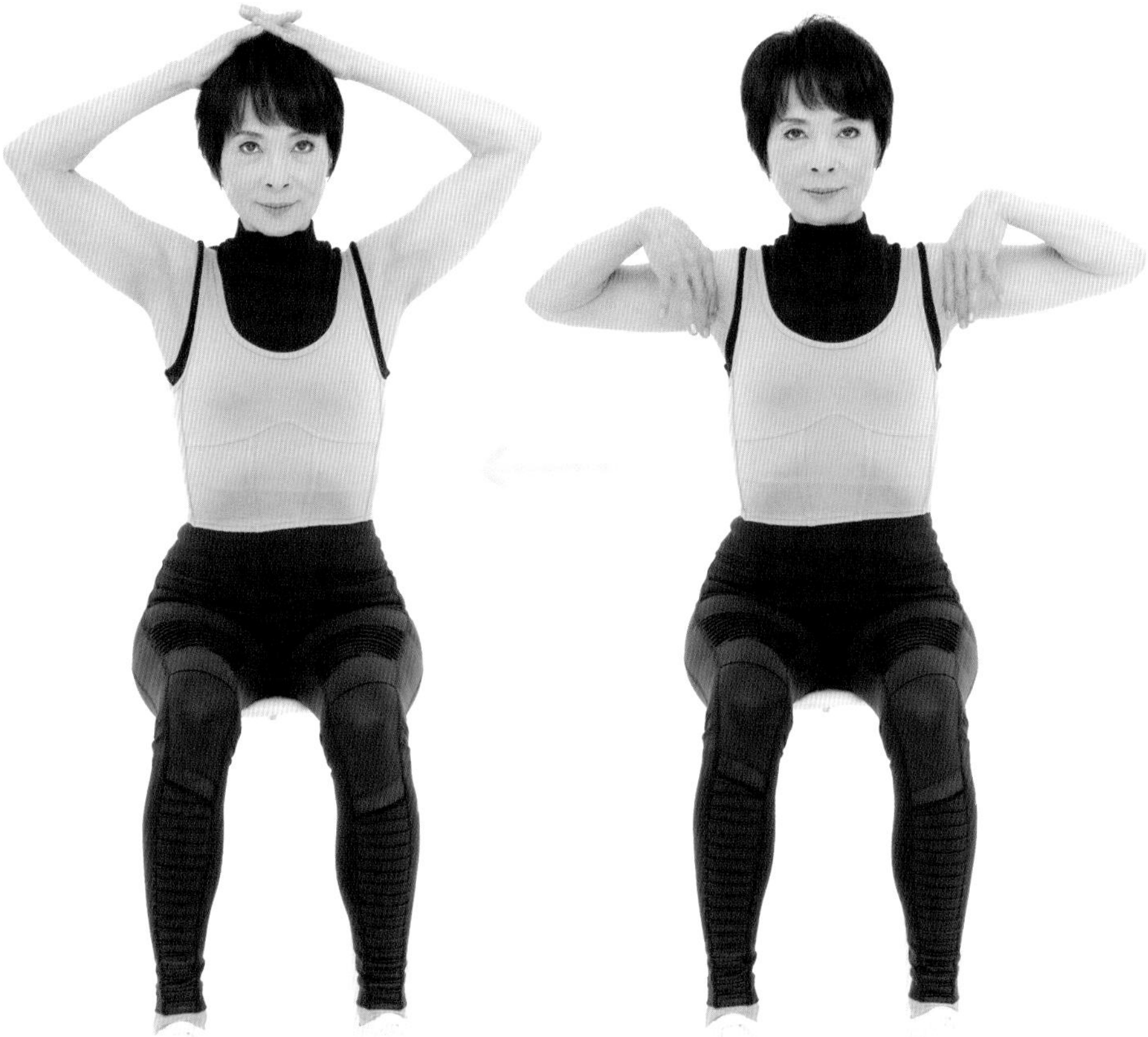

POINT

立位同様に、天にまで届くようなイメージで吸い上げます。上にあげた指をピンと伸ばして骨盤を出すように意識することで、座っていても背筋が伸び気持ち良く呼吸できます。

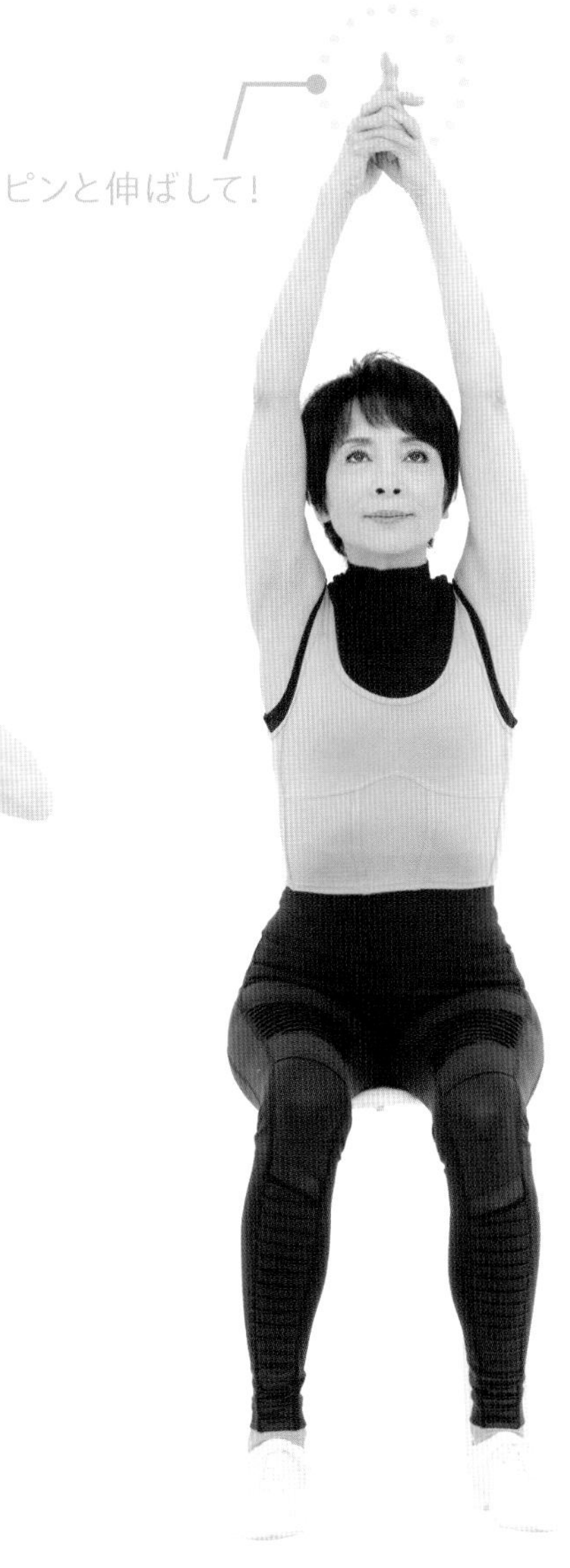

7　頭頂まで吸い上げたら、苦しくならない程度に軽く息を止める。

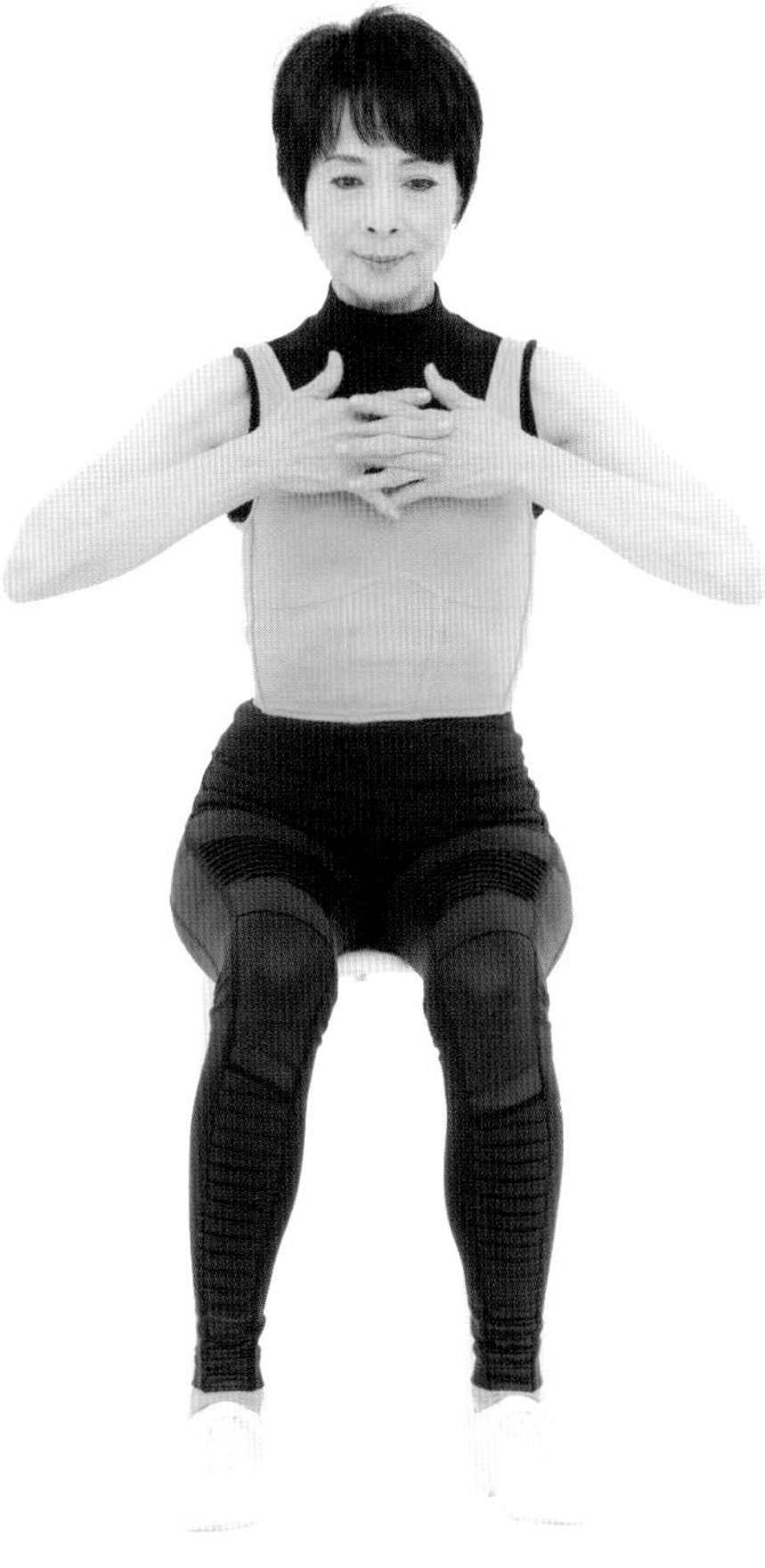

8　吸った息を両手と一緒にコアへ戻し、溜めてからゆっくりと細く長く吐く。苦しいときは息継ぎしても構いません。

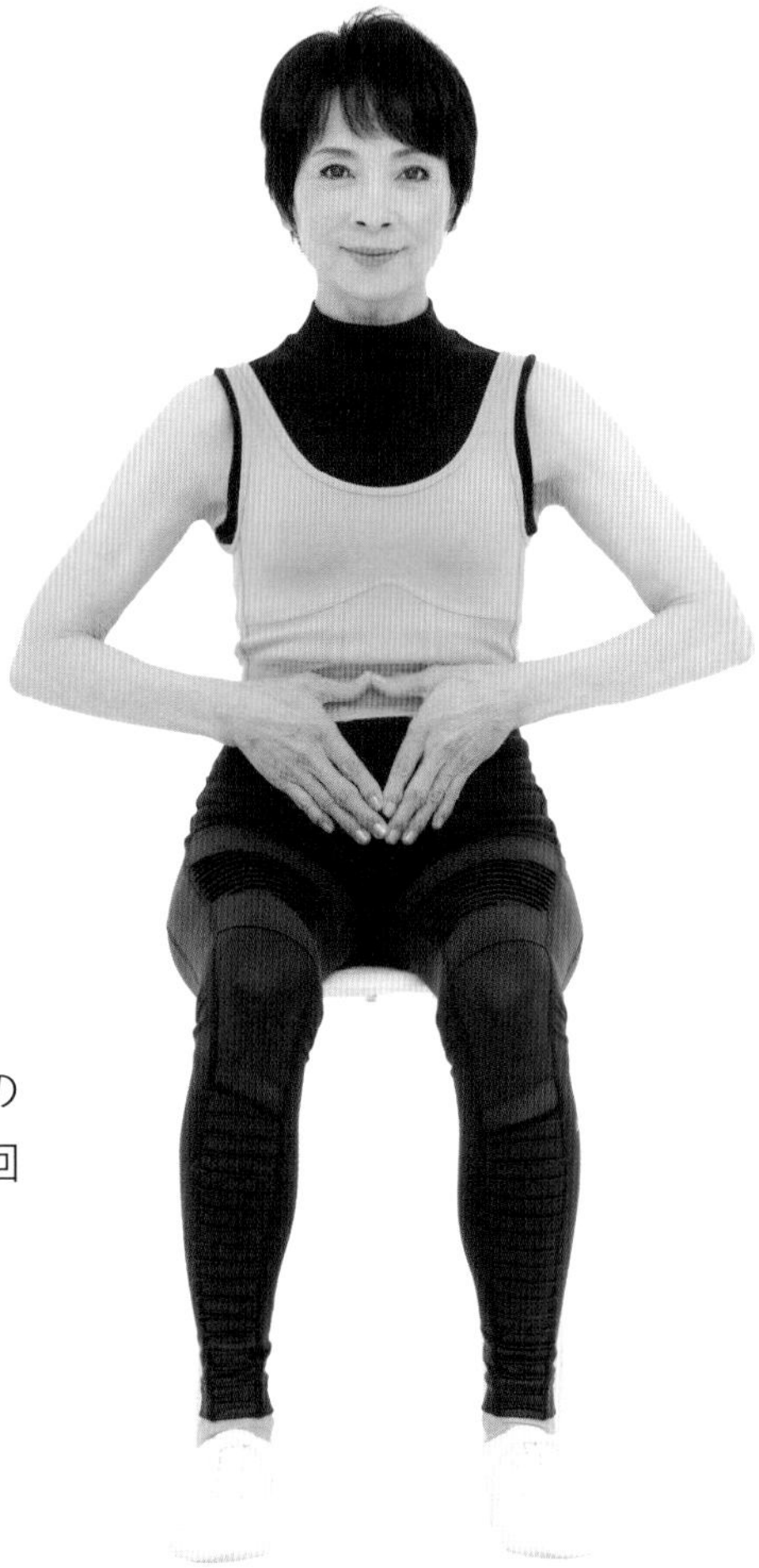

9

一連の動作を無理のない範囲で４～８回続けて行う。

POINT

吐きおろす際は細くゆっくりと。息継ぎする際も鼻から吸うことを忘れずに。コアに戻ったら息継ぎして2回目のブリージングに移行します。
座位のブリージングには、デスクワークや運転の休憩時間に、座ったまま短時間で行うことができるという利点があります。仕事の途中にブリージングを挟むことで、脳がリフレッシュされ、仕事の効率も上がります。

2

ブーメラン

Boomerang

動画でチェック!

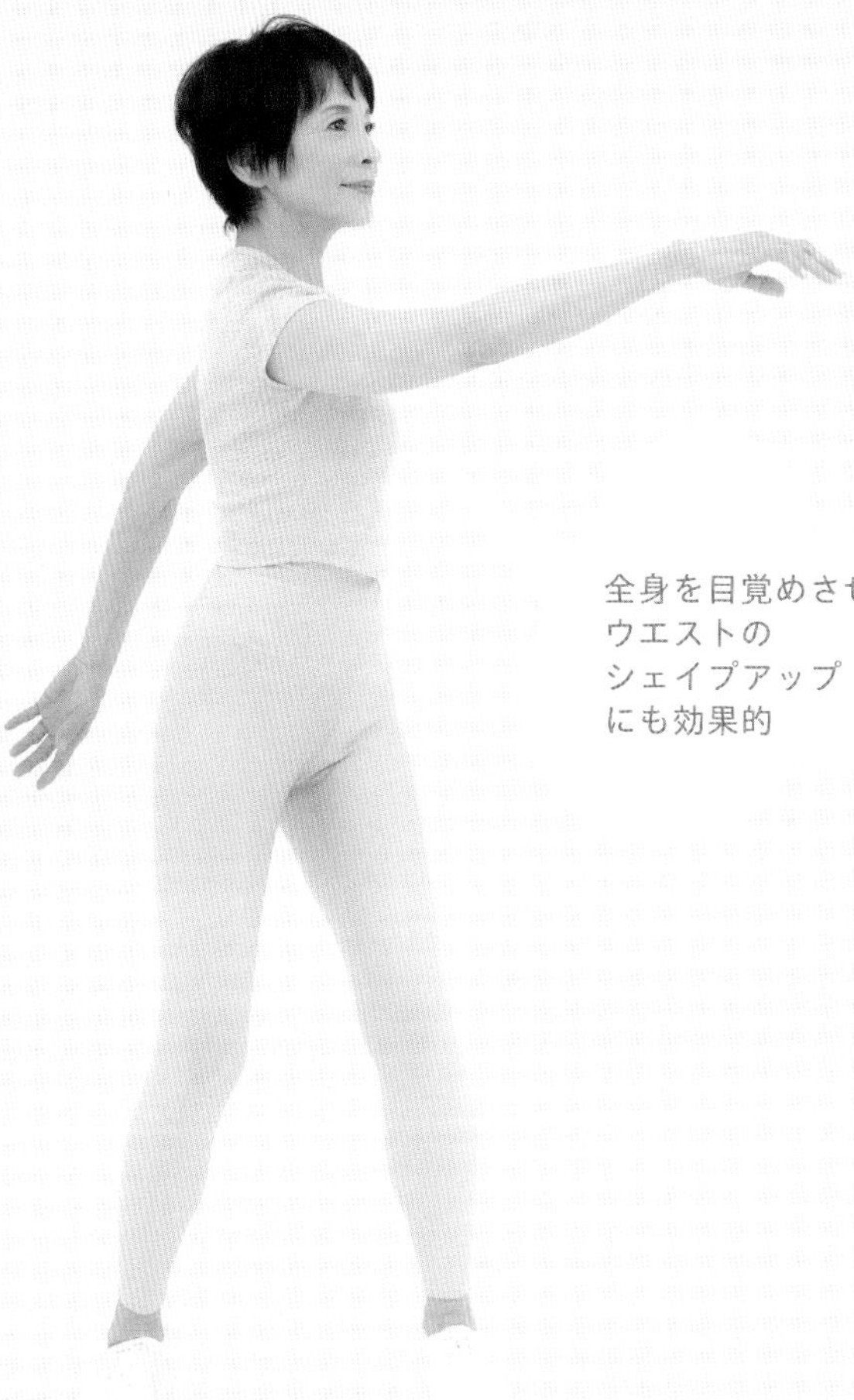

全身を目覚めさせ、
ウエストの
シェイプアップ
にも効果的

ブリージング+ねじり運動。美しい花の輪に囲まれたような優雅なイメージで行いましょう。

上・中・下段の3方向にねじりと強い刺激を与える運動です。

また、このブーメランの呼吸は、先述のように息をコアに吸い上げ、コアから足裏に吐きおろしていく、の繰り返しとなります。

足・腰・膝が強くなり、肩こりや冷え性に効くほか、全身を目覚めさせ、適度なねじり運動により、ウエストのシェイプアップも期待できます。手足の先から出るエネルギーを感じることができます。

1

まず、両手をゆったりと下げ、全身の力を緩めて息を無理のない範囲で最後まで吐きおろす。

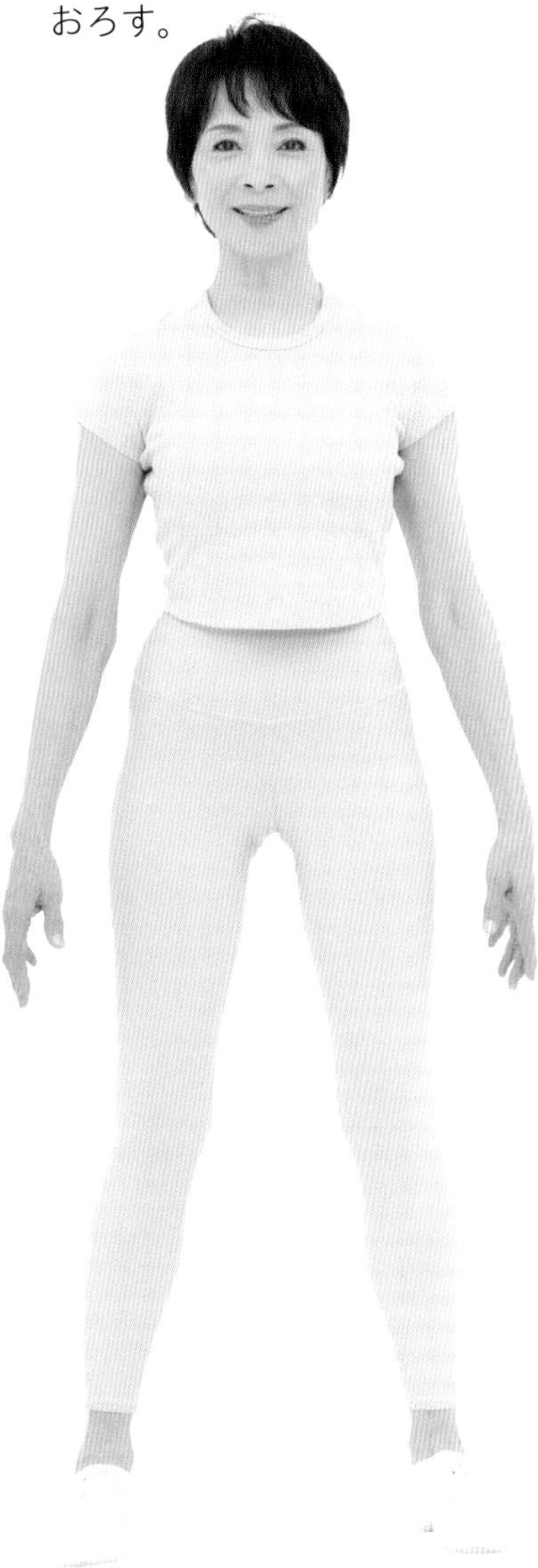

2

息を足裏からコアまで吸い上げて溜める。この際、両手をコアの位置まで上げる。

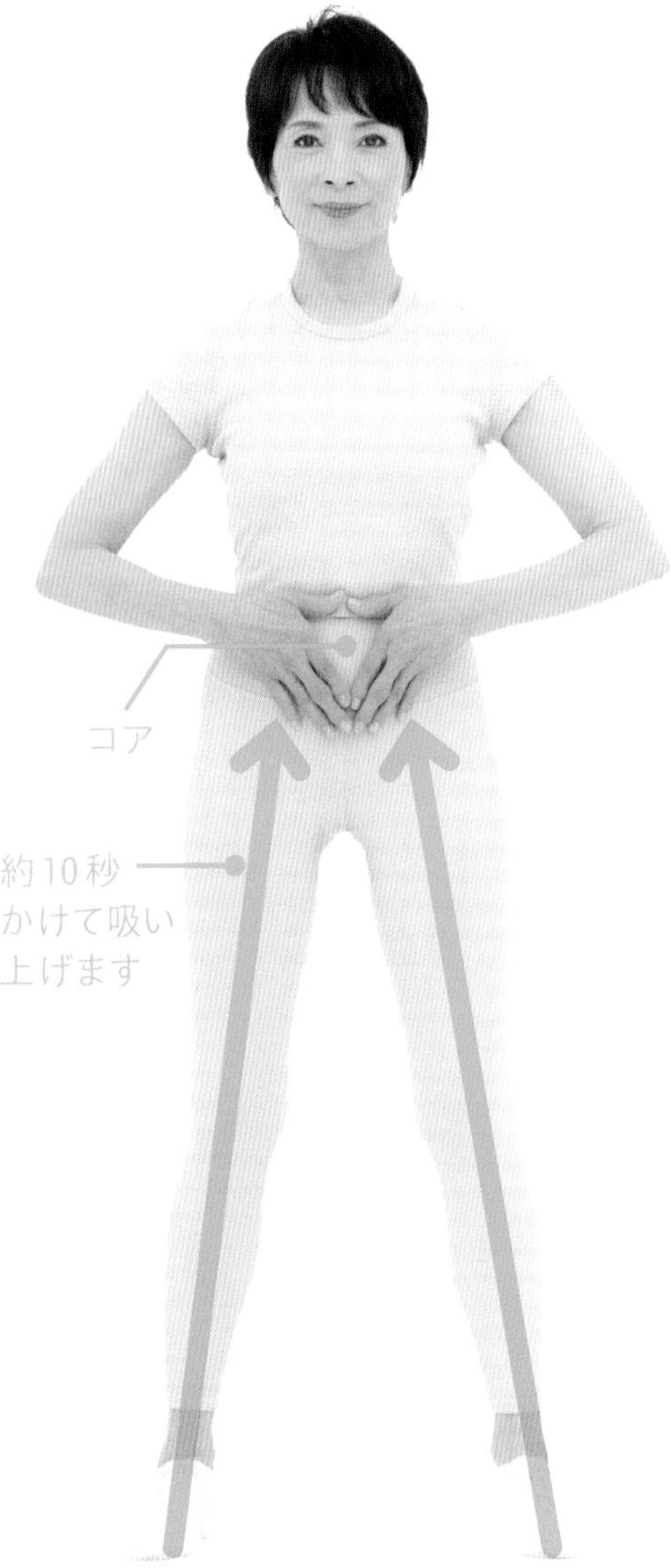

POINT

膝が伸び切らないように軽く曲げ、腰から身体をねじります。江戸の火消しの「まとい」が回るように腕を身体に巻きつける感じで行い、軸がぶれないように両足裏とコアを意識します。腕をムチのようにしなやかに巻きつけることで、身体を目覚めさせ刺激を与えます。

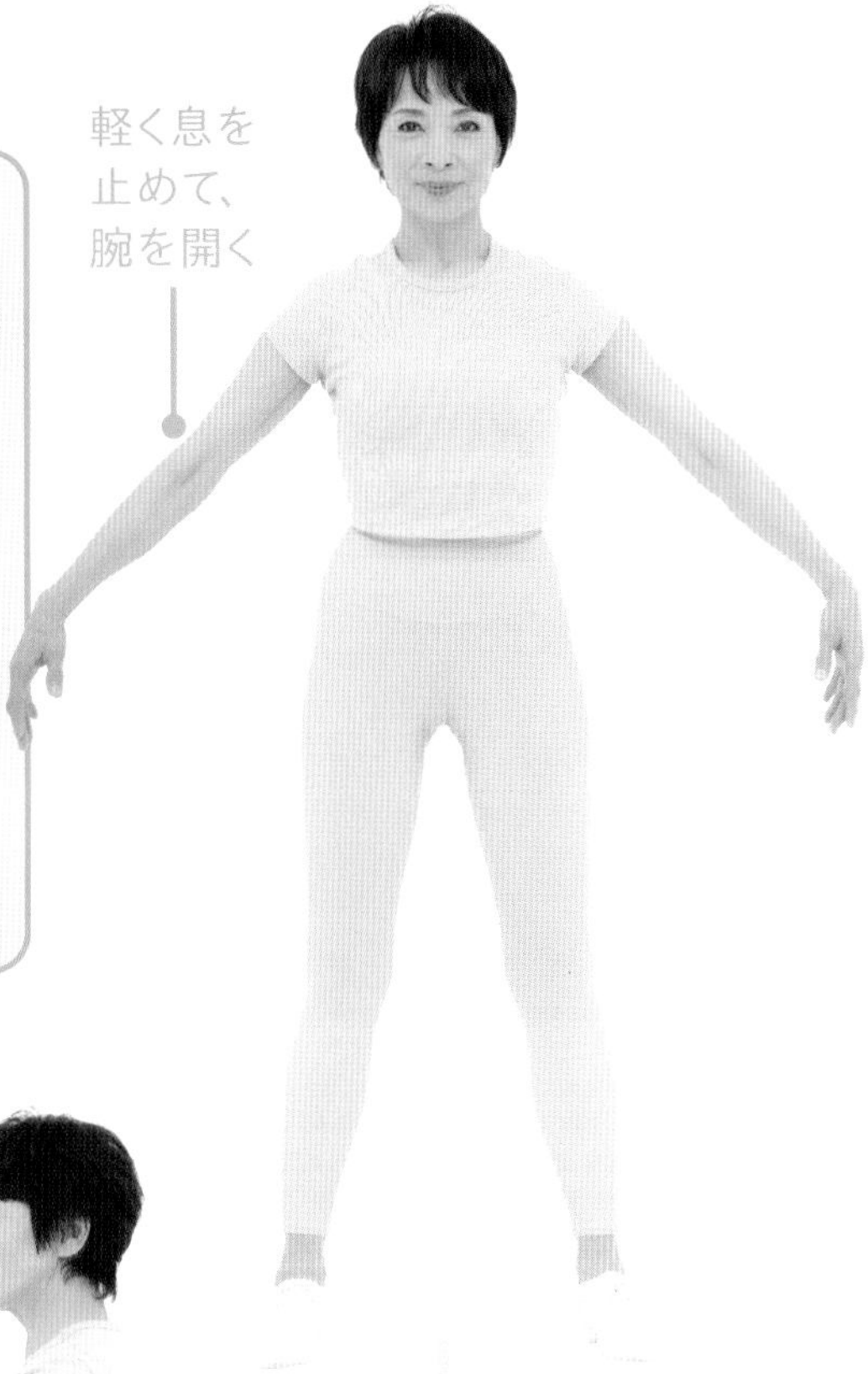

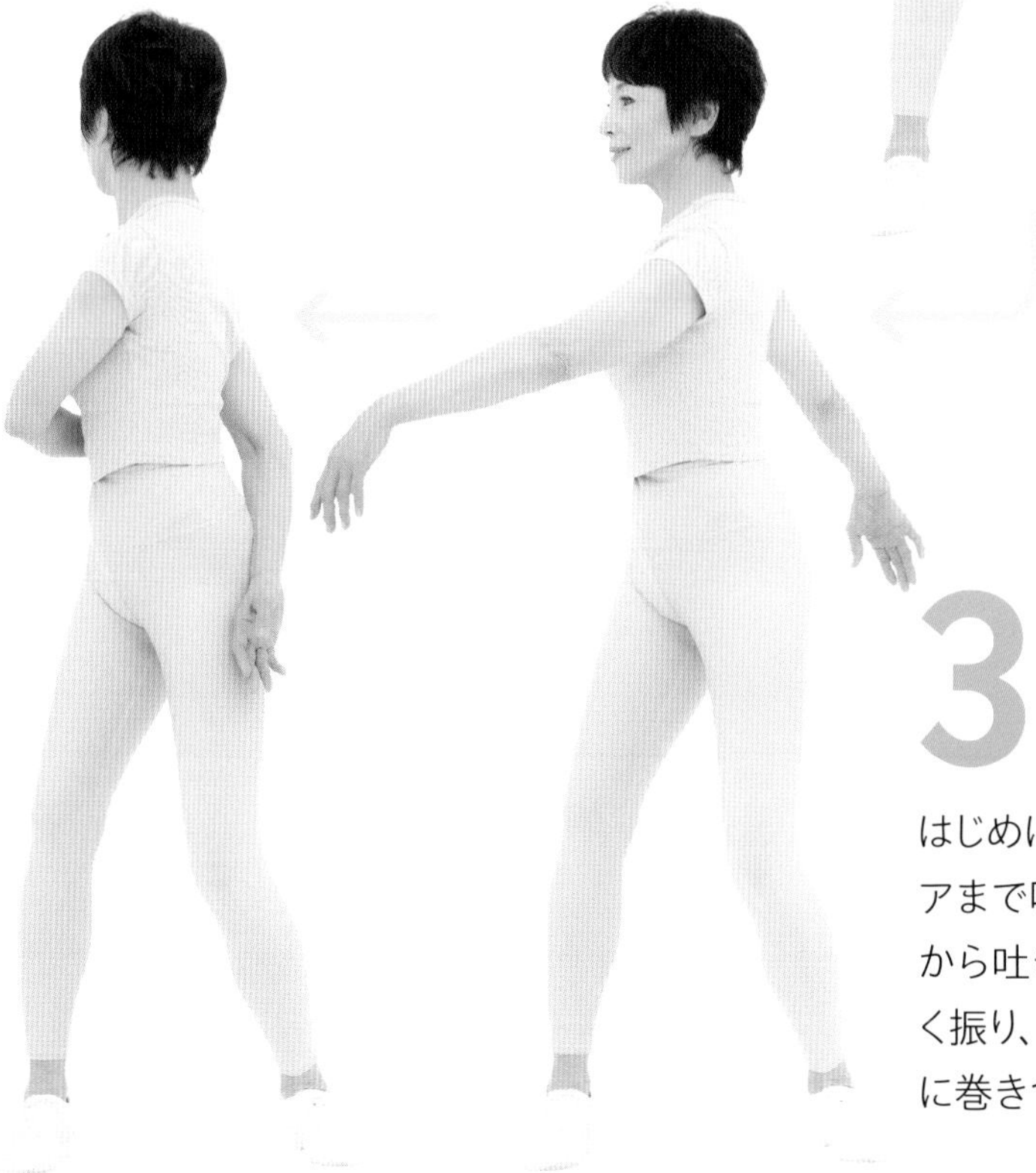

3

はじめに中段のねじり。コアまで吸い上げた息を口から吐きながら腕を大きく振り、ムチのように身体に巻きつくようにねじる。

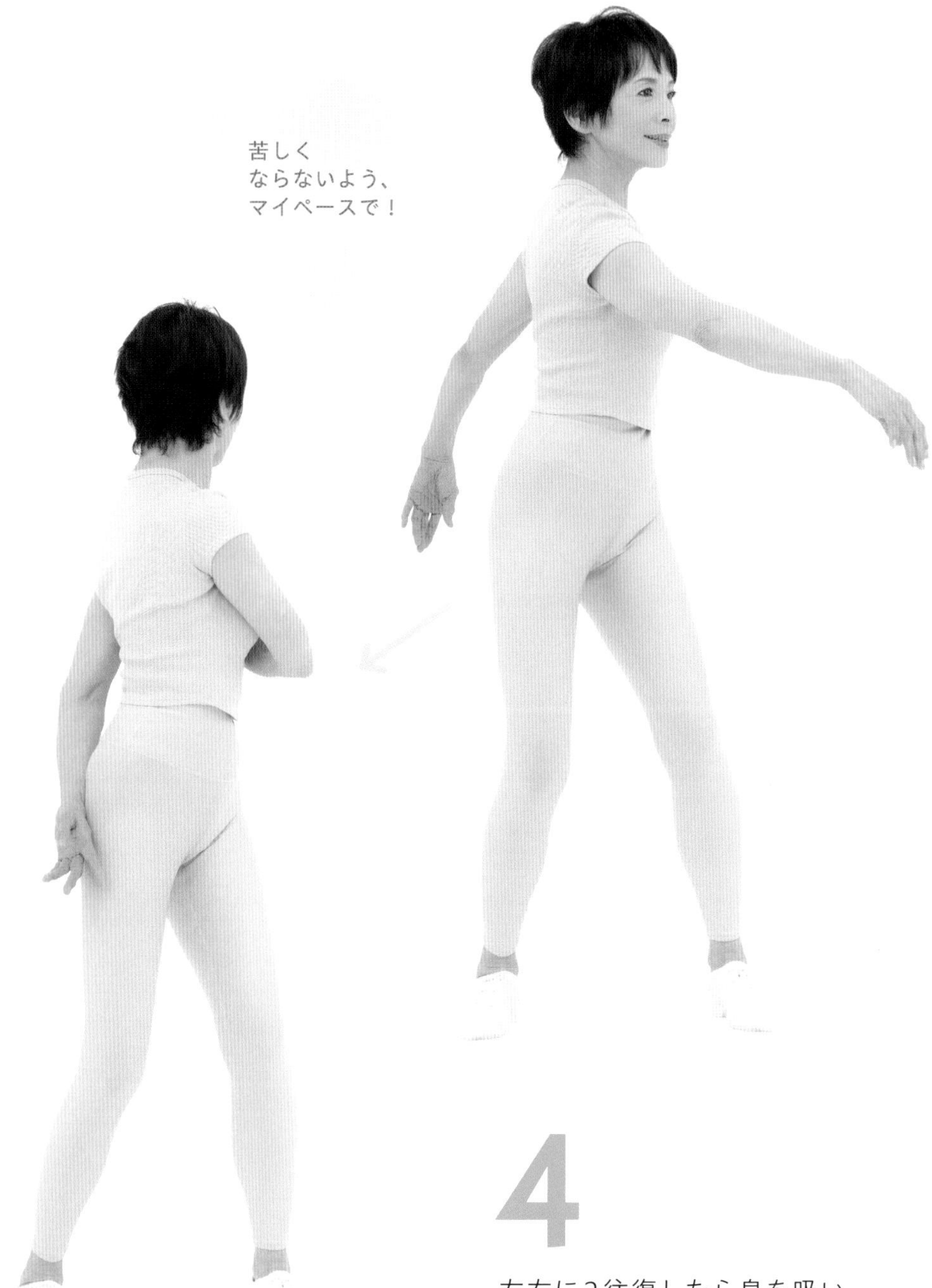

苦しく
ならないよう、
マイペースで！

4

左右に2往復したら息を吸い、
吐きながらさらに2往復。

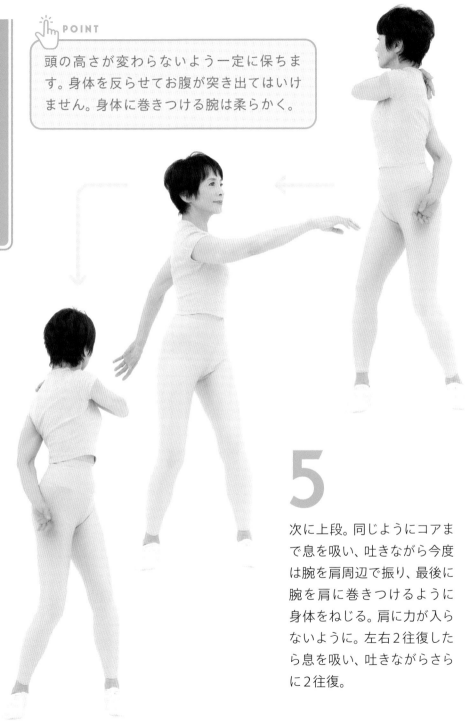

POINT

頭の高さが変わらないよう一定に保ちます。身体を反らせてお腹が突き出てはいけません。身体に巻きつける腕は柔らかく。

5

次に上段。同じようにコアまで息を吸い、吐きながら今度は腕を肩周辺で振り、最後に腕を肩に巻きつけるように身体をねじる。肩に力が入らないように。左右2往復したら息を吸い、吐きながらさらに2往復。

6

次に下段。コアまで息を吸い、吐きながら腕を振り、最後はお尻周辺に腕を巻きつけるように身体をねじる。左右2往復したら息を吸い、吐きながらさらに2往復。

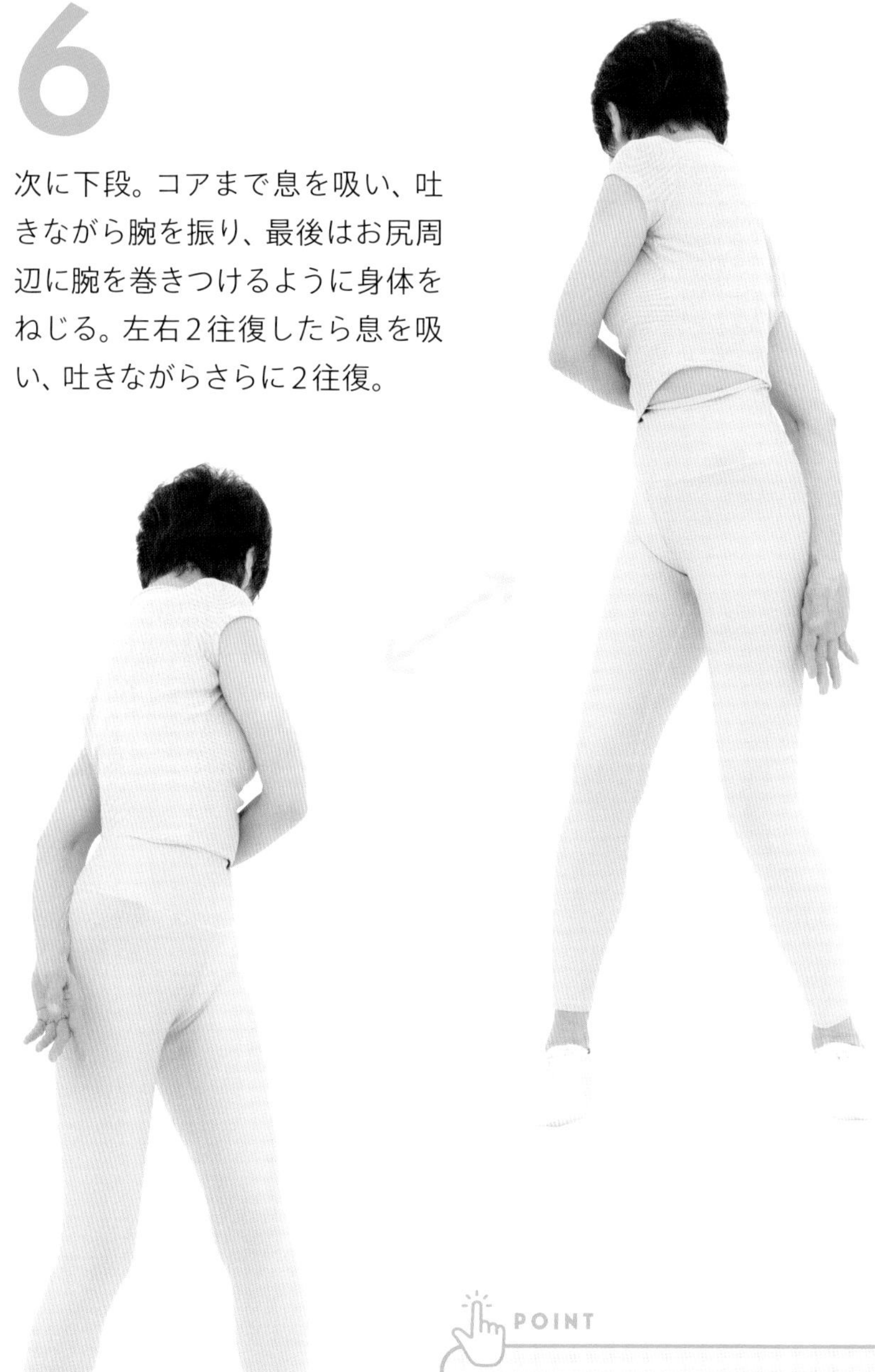

POINT

下段でねじった際には、反対方向のかかとを見るようにするとねじりが深くなります。

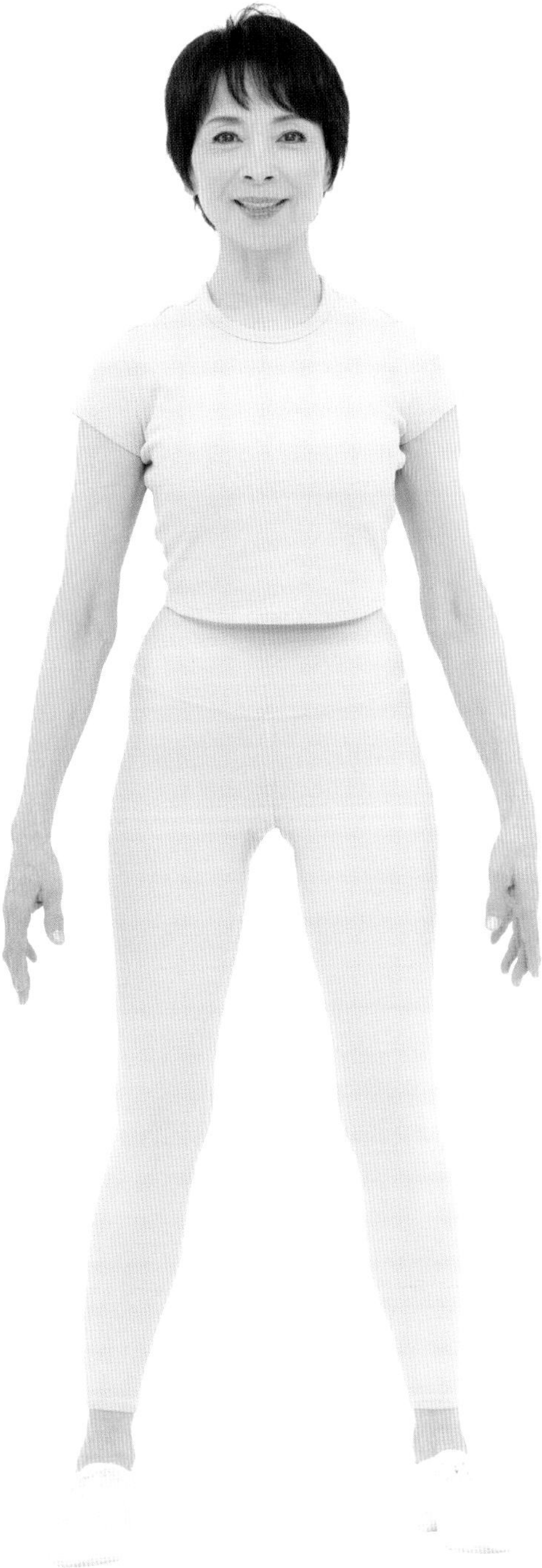

7

最後にコアまで息を吸い上げ、足裏に向かって細く長く全身の力を緩めて吐く。一連の動作を2～4回連続して行う。苦しいときは、途中で息継ぎを。

POINT

呼吸はコアから足裏に吐きおろし、地から吸い上げるように鼻からコアまで吸い上げます。この呼吸を、身体をねじりながら繰り返します。腕はコアから伸びているイメージで、ゆったりと、のびのびと気持ち良く行いましょう。

3

シャングリラ

Shangri-La

動画でチェック!

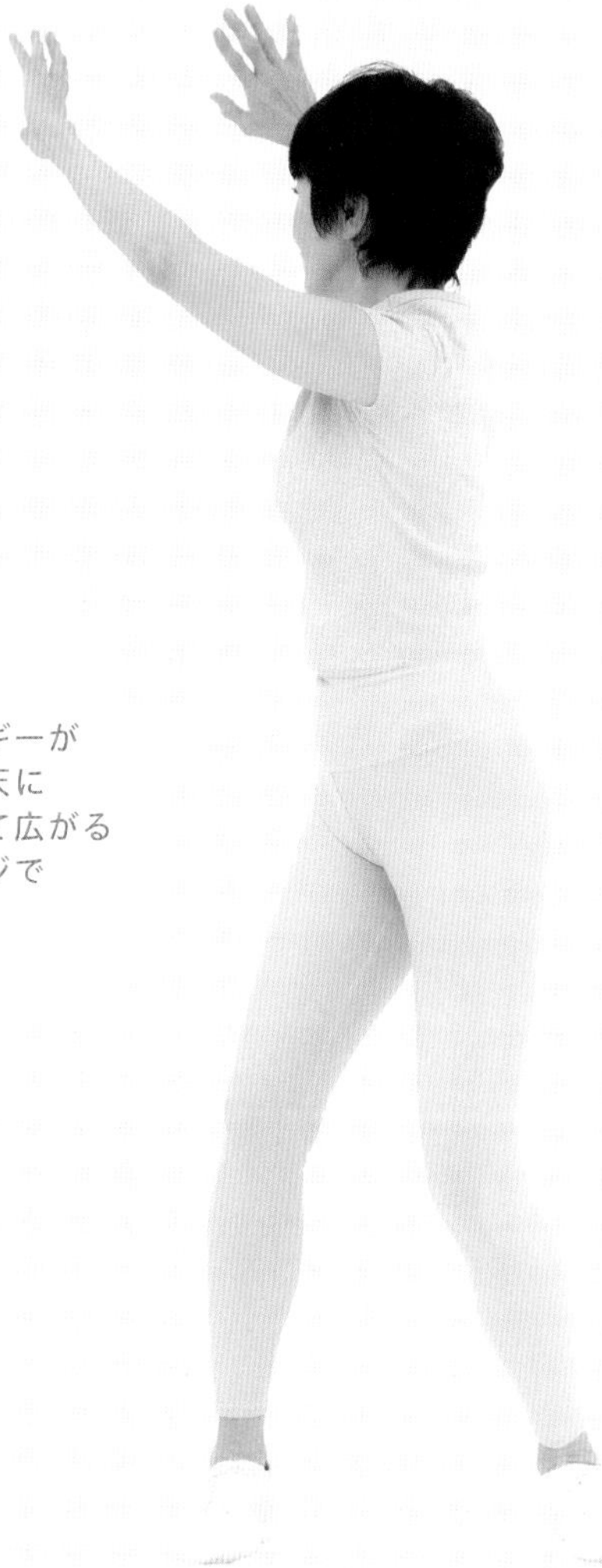

エネルギーが
大きく天に
向かって広がる
イメージで

ブリージング+屈伸+ねじり運動。体内のエネルギーが大きく天に向かって広がるイメージで行います。

深くしゃがみ込むポーズがありますが、身体の硬い方は無理をせずに、できる範囲で行ってください。手足の末端の血行が良くなり、内臓の動きも活発になります。

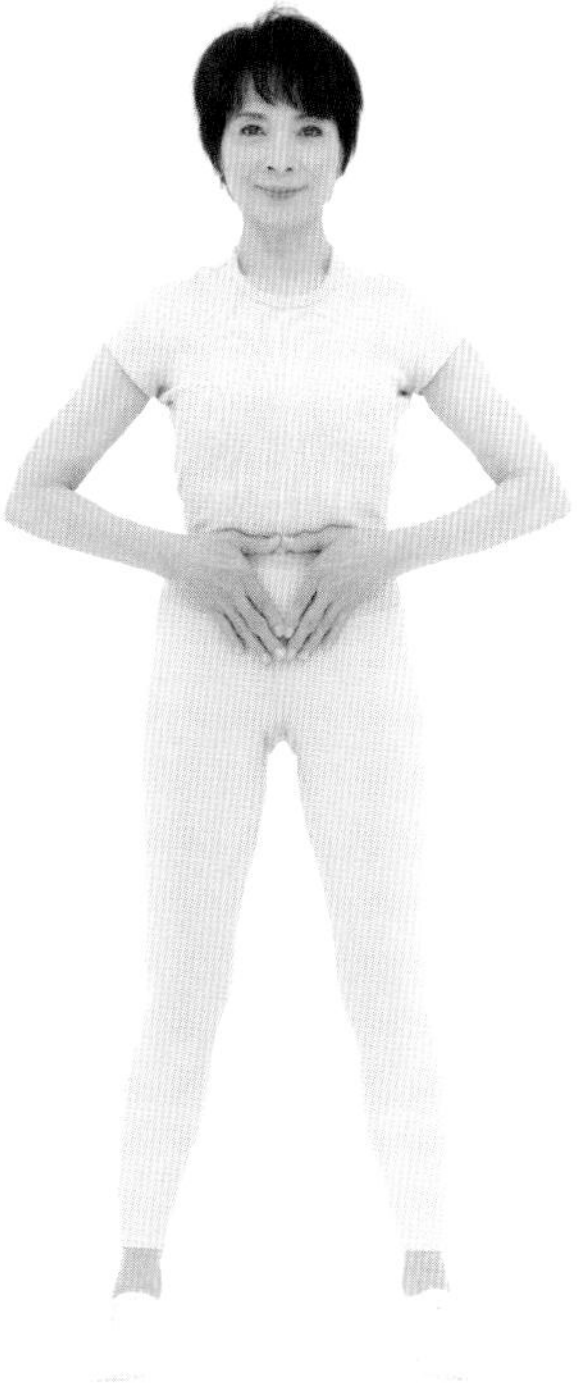

1

肩幅に足を開きリラックスして立つ。

2

全身の力を緩めて前屈しながら、コアから足裏に向けて息を吐いていく。

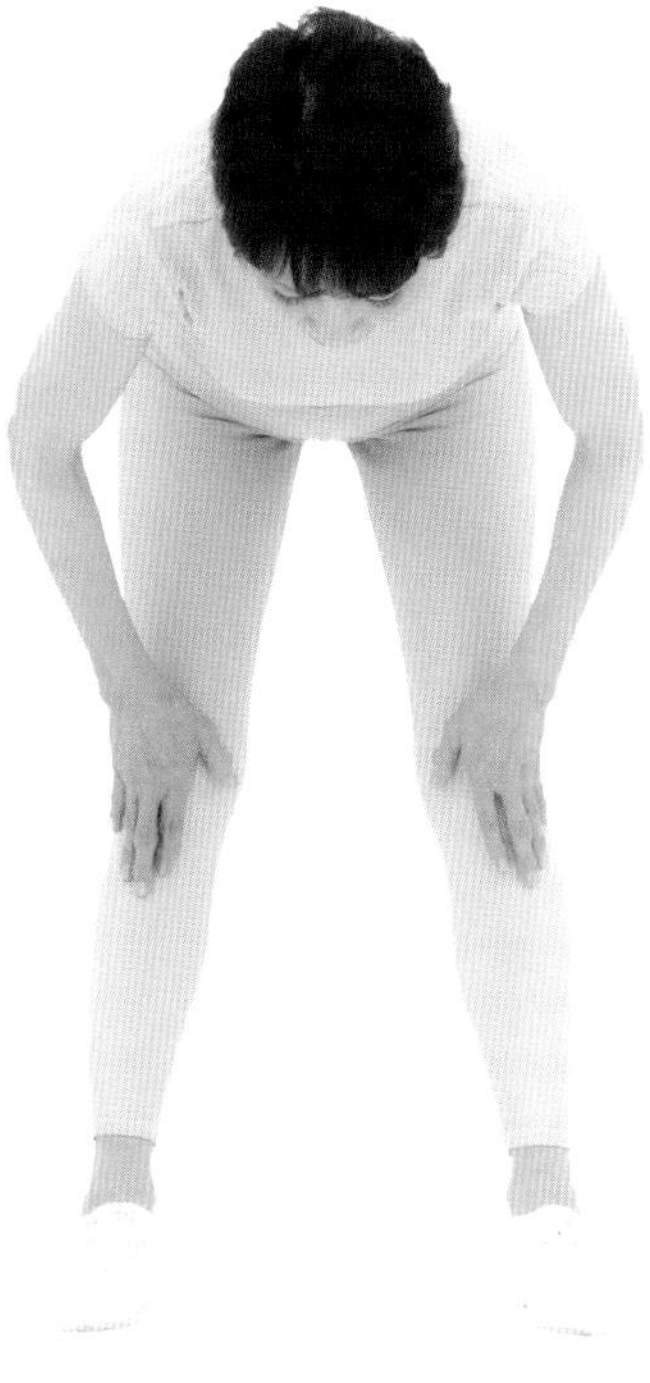

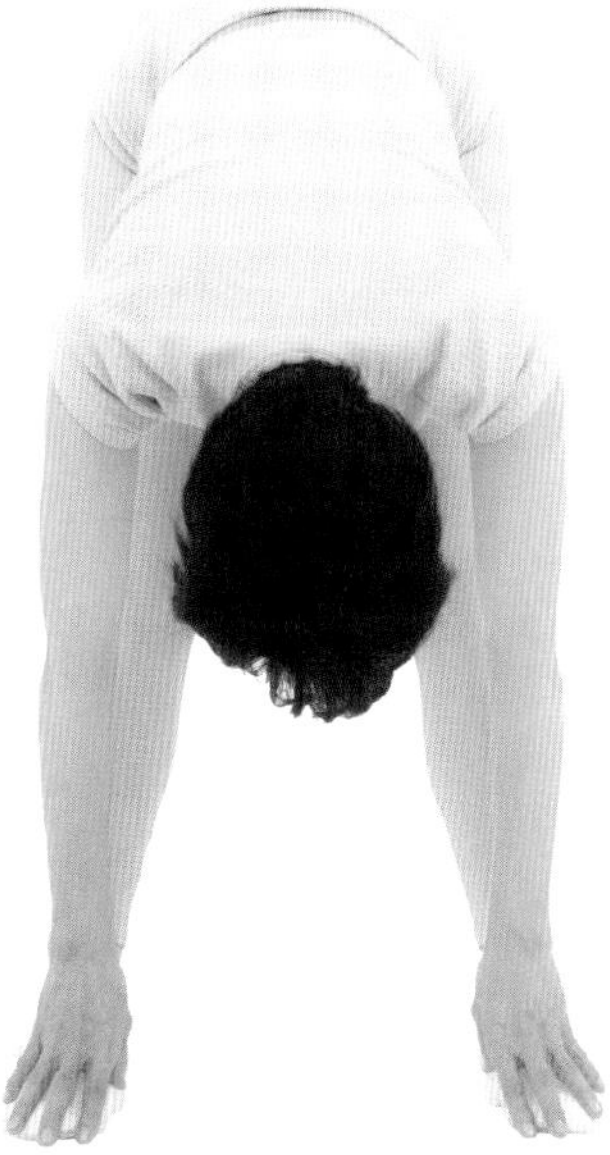

3

鼻から息を吸い上げながら徐々に身体を起こしていく。

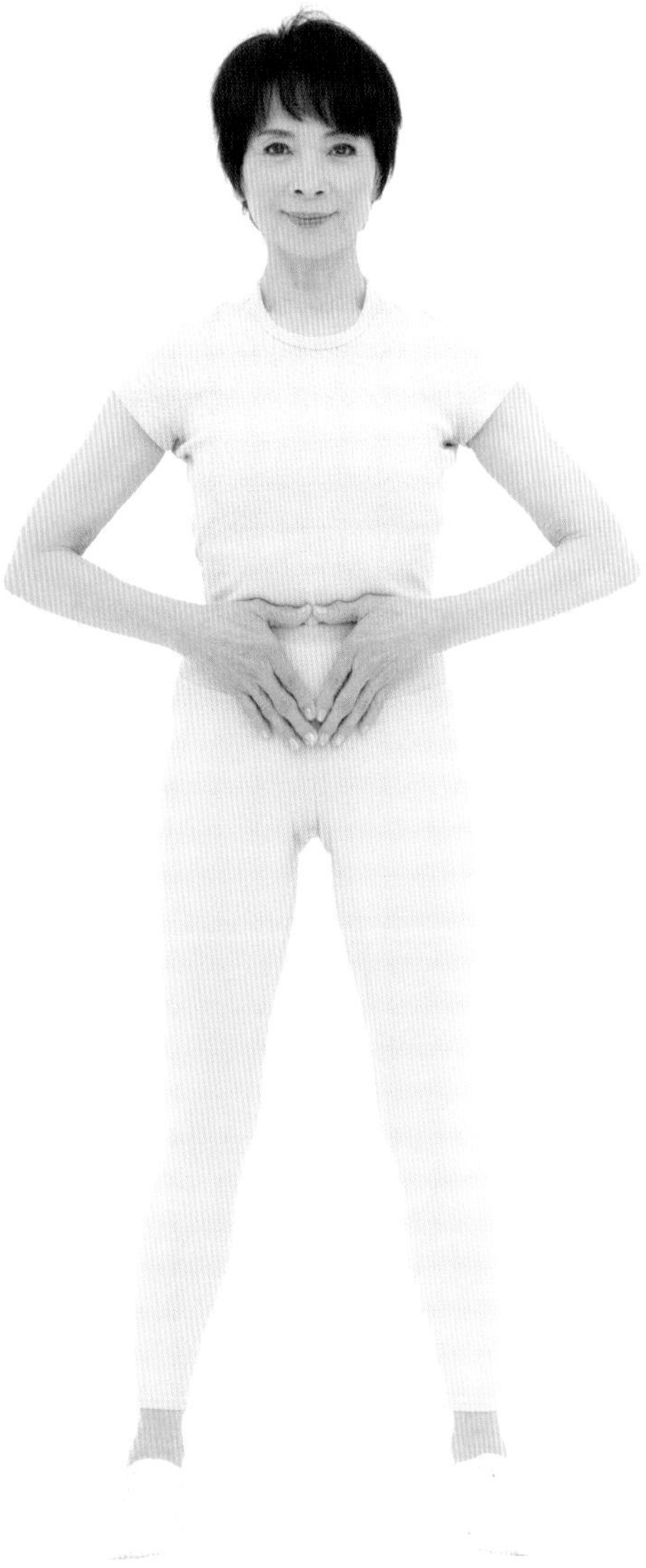

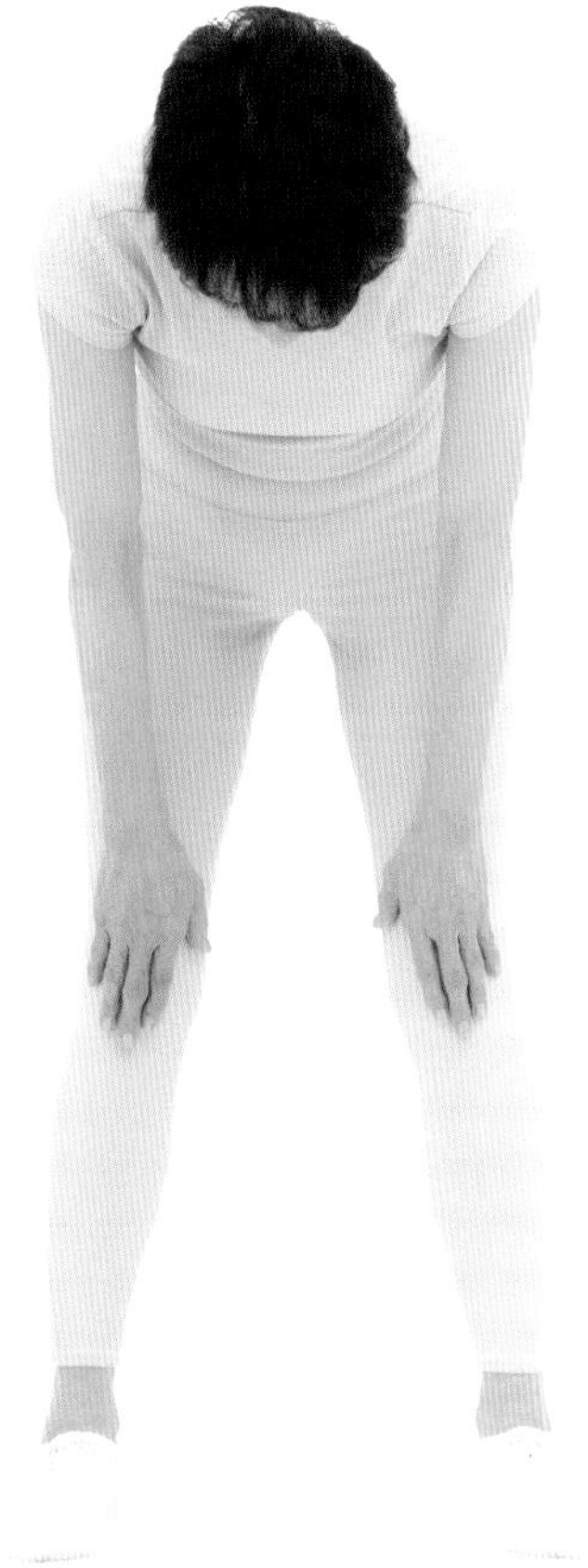

4

コアから背中、首、頭頂まで息を吸い上げた後、かすかに息を止め、コアにおろし溜める。腕はそのままに、肛門を軽く引き締める。

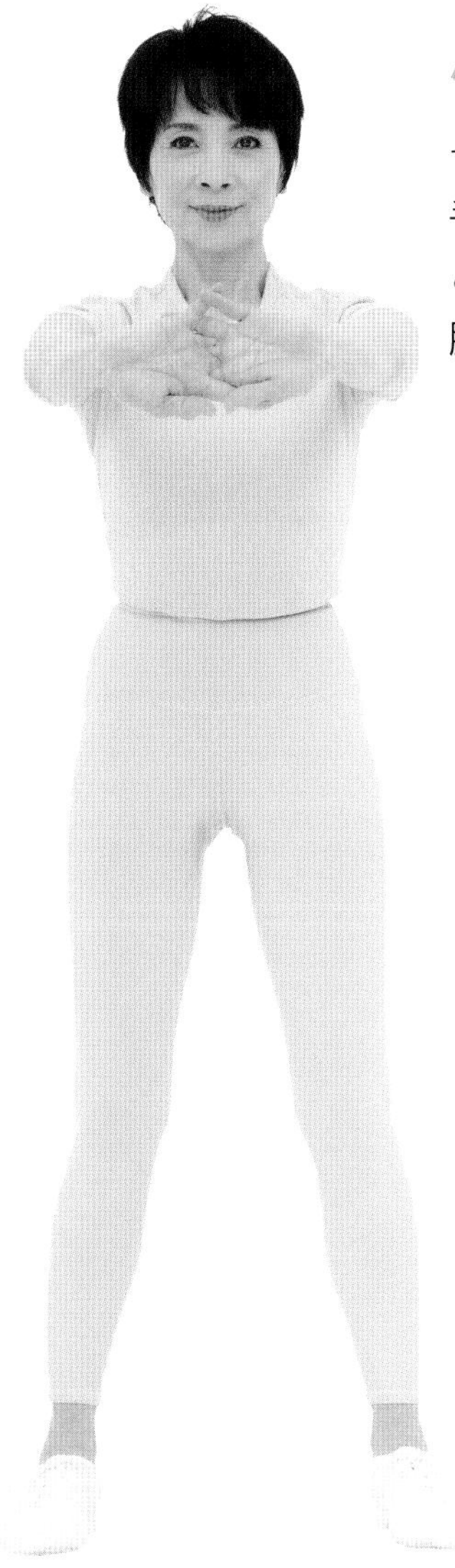

5

そこから胸の前で
手を組み、ゆっくり
と息を吐きながら
腕を前方に伸ばす。

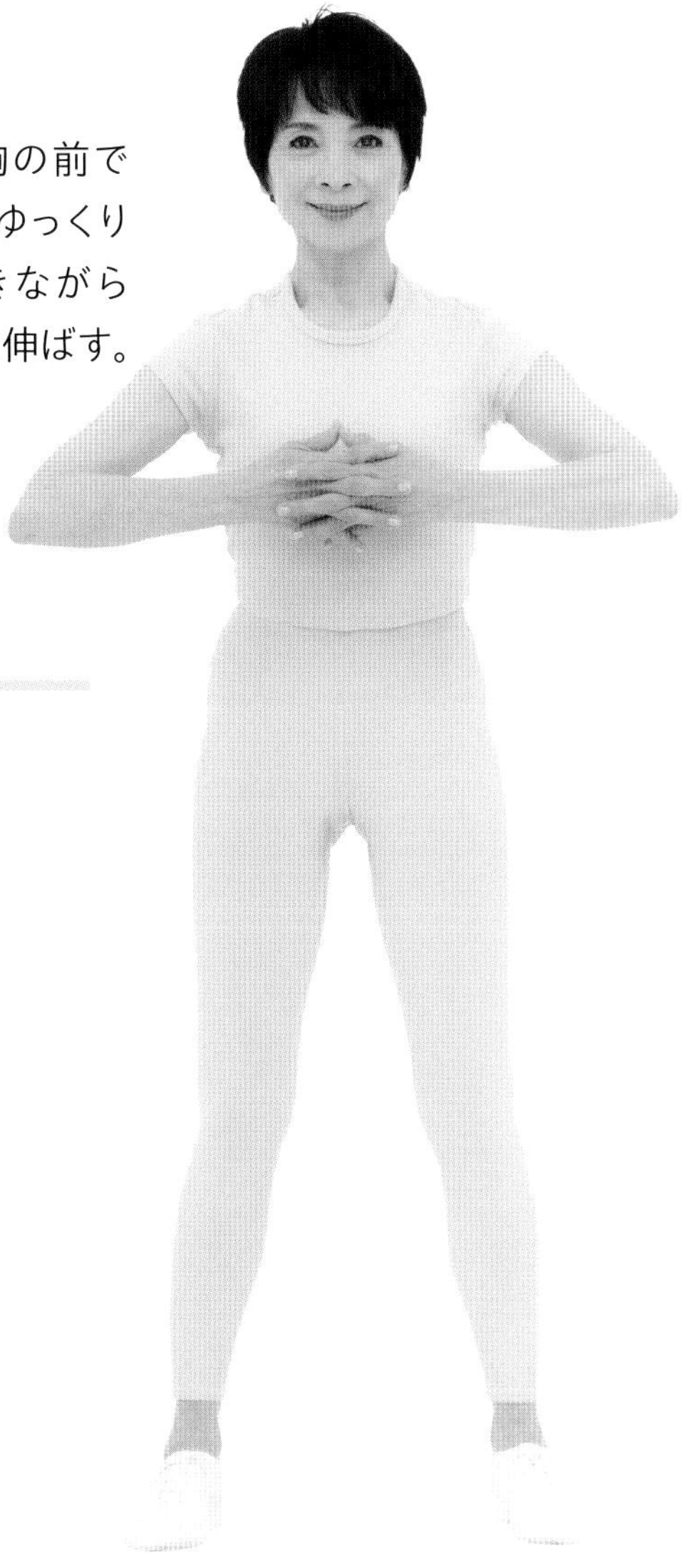

POINT

腕を前方へ伸ばす際は、掌が外側を向くようにねじりながら伸ばします。いっぱいに伸ばすことで指先まで気持ち良くストレッチできます。

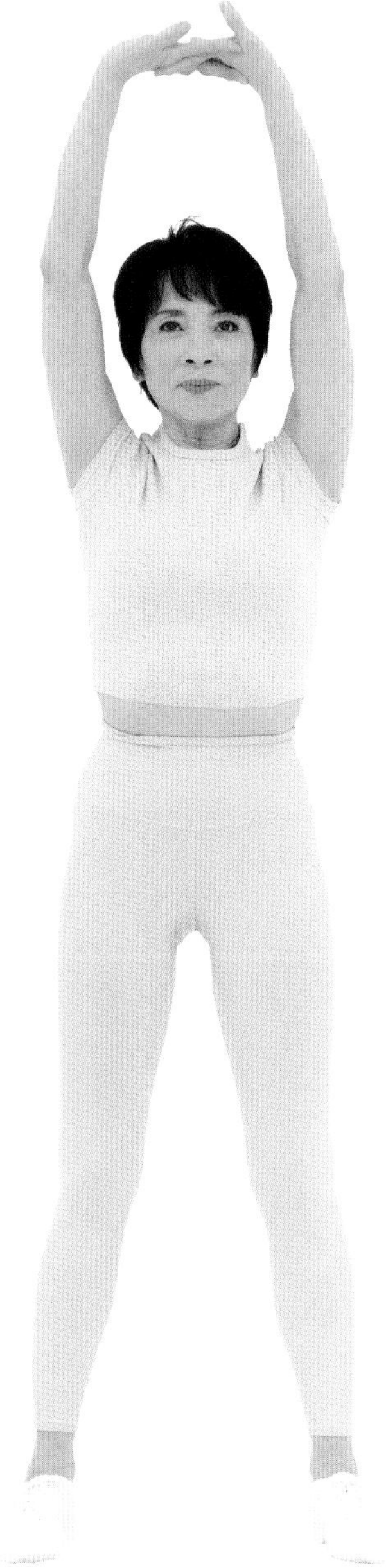

6

腕を伸ばしながら深くしゃがみ込む。無理せずにできる範囲で。

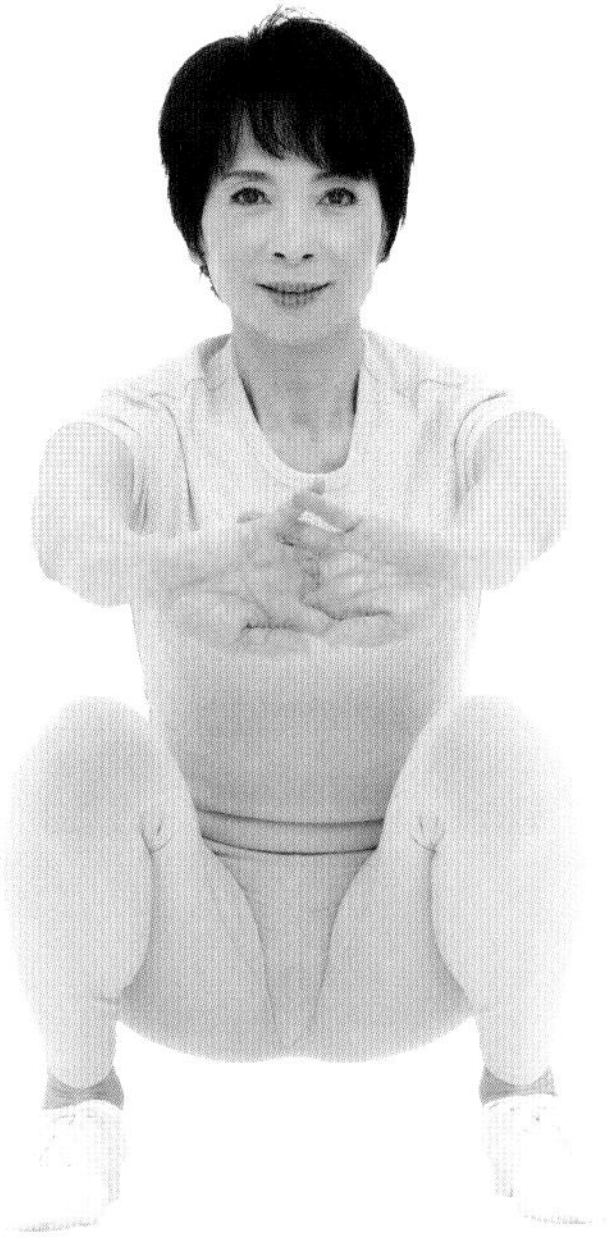

7

息を吐き終わったら立ち上がりながら息を吸い上げる。腕を頭頂まで上げ、吸い上げた息をコアに戻し溜める。

POINT

手を軽く組みながらしゃがむ際は、息を吐きながらゆっくりと。その際、前かがみにならないように注意します。かかとは床についたままが望ましいですが、難しい場合はつかなくとも構いません。

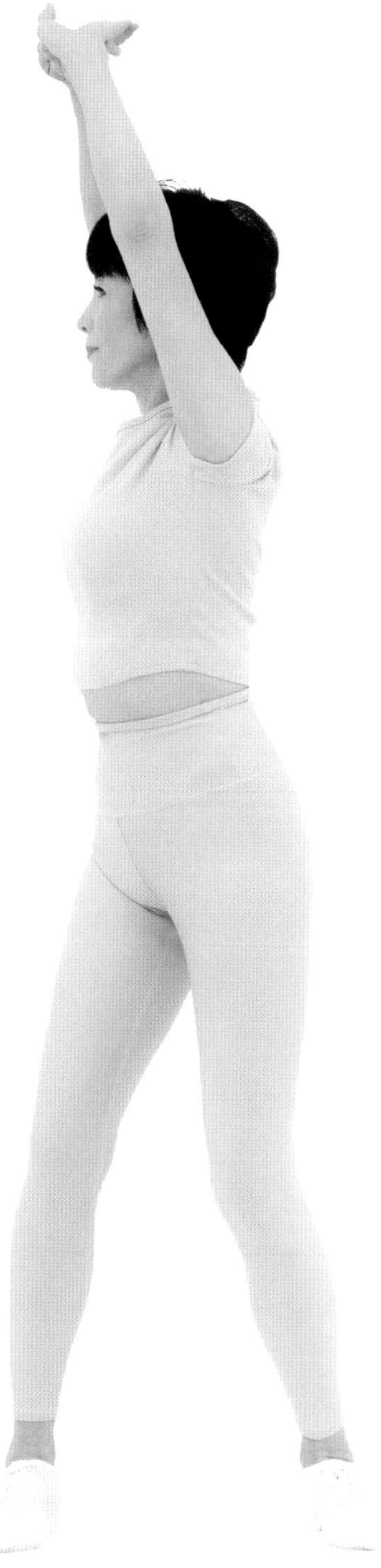

POINT

身体をねじる際には、勢いよくねじるのではなく、細く長く息を吐きながら、ゆったりとねじります。足の位置は変わりません。

8 その状態で息を吐きながら、ゆっくりと掌で壁をなぞるように腰を右にねじる。

9

息を吐きながら腕を開き、
足裏へ吐きおろしてゆく。

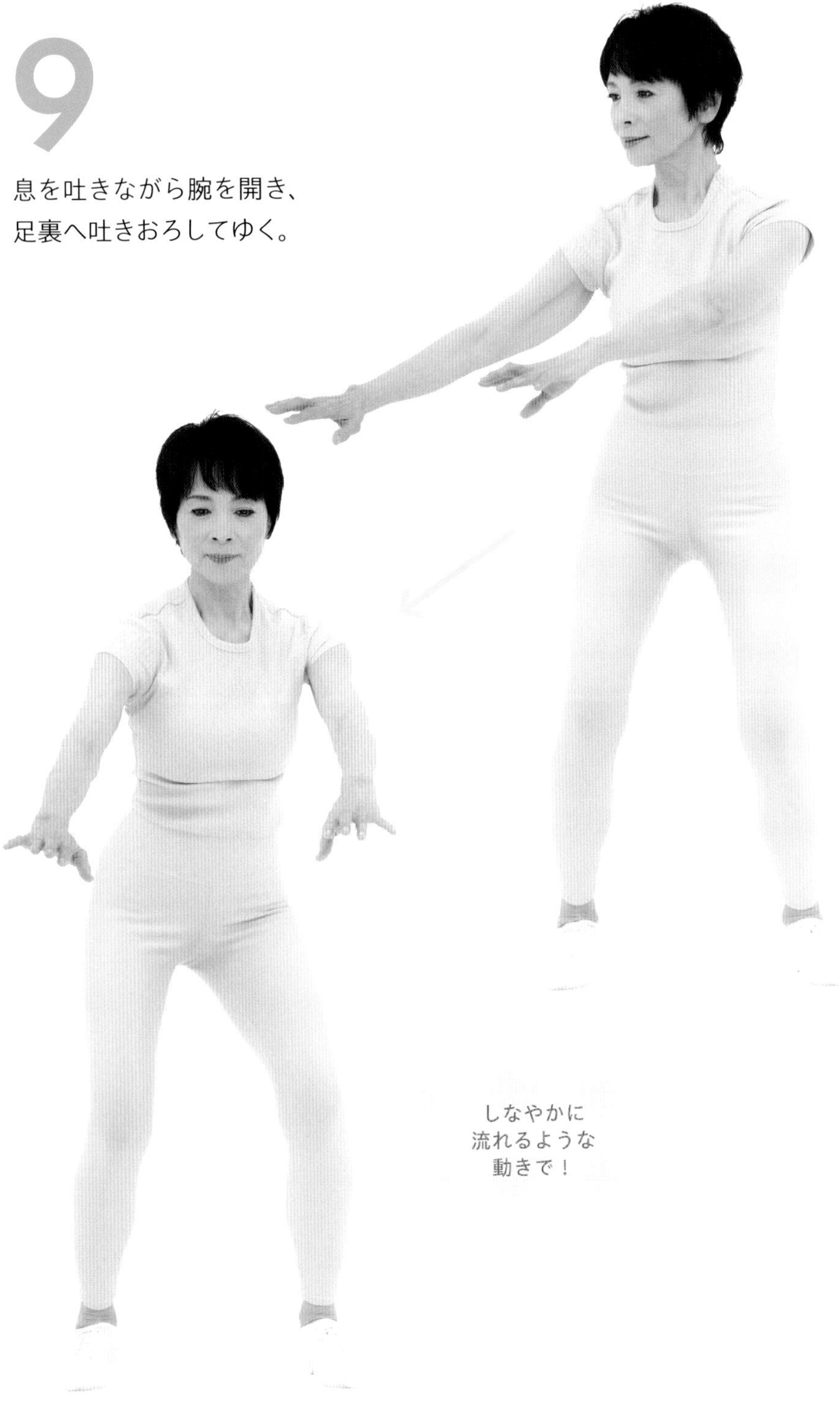

10

腕を前に戻して再度頭頂部まで息を吸い上げかすかに止め、コアに下げて溜め、今度は腰を左側にねじりながら、息を吐きおろしていく。

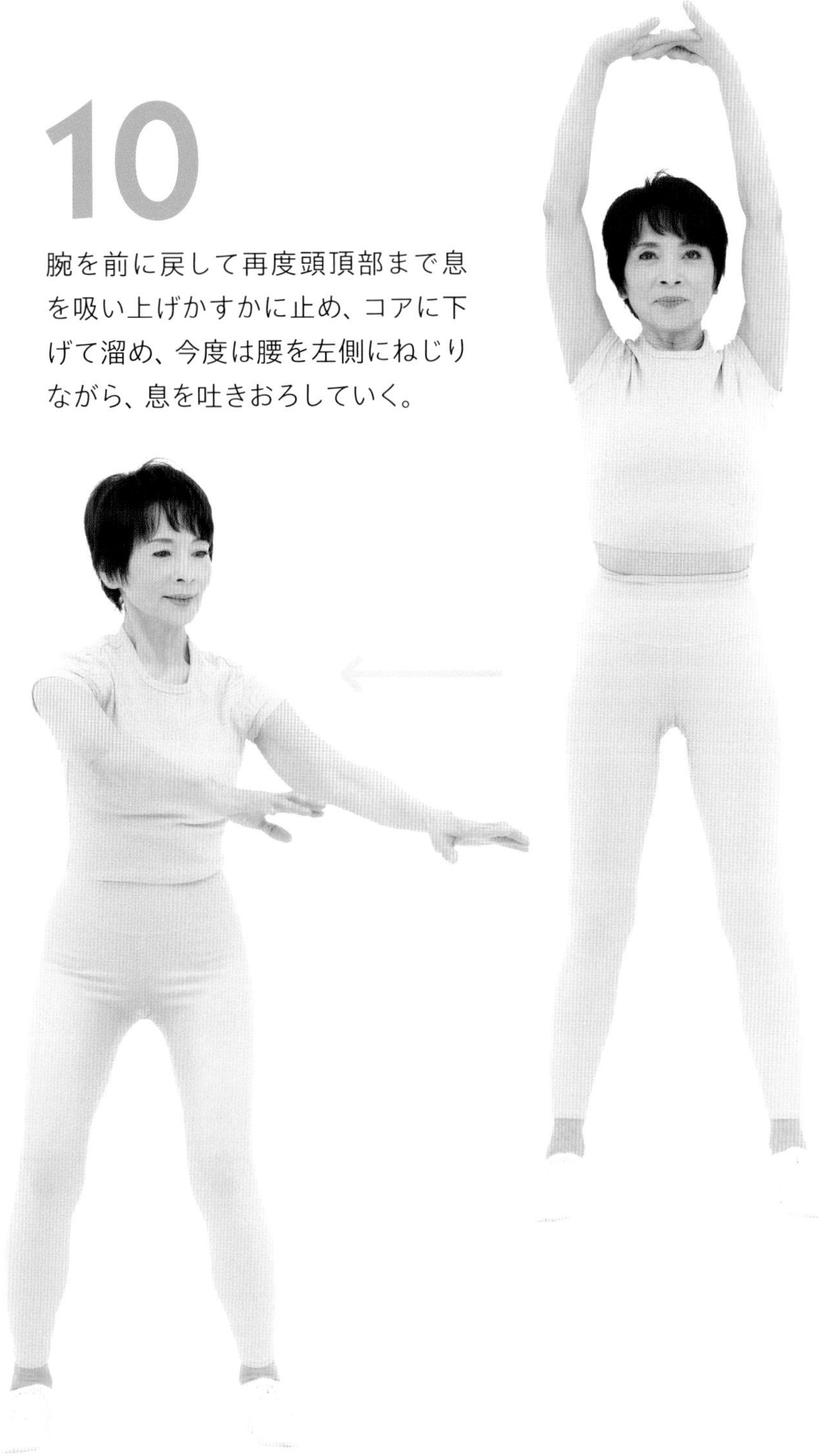

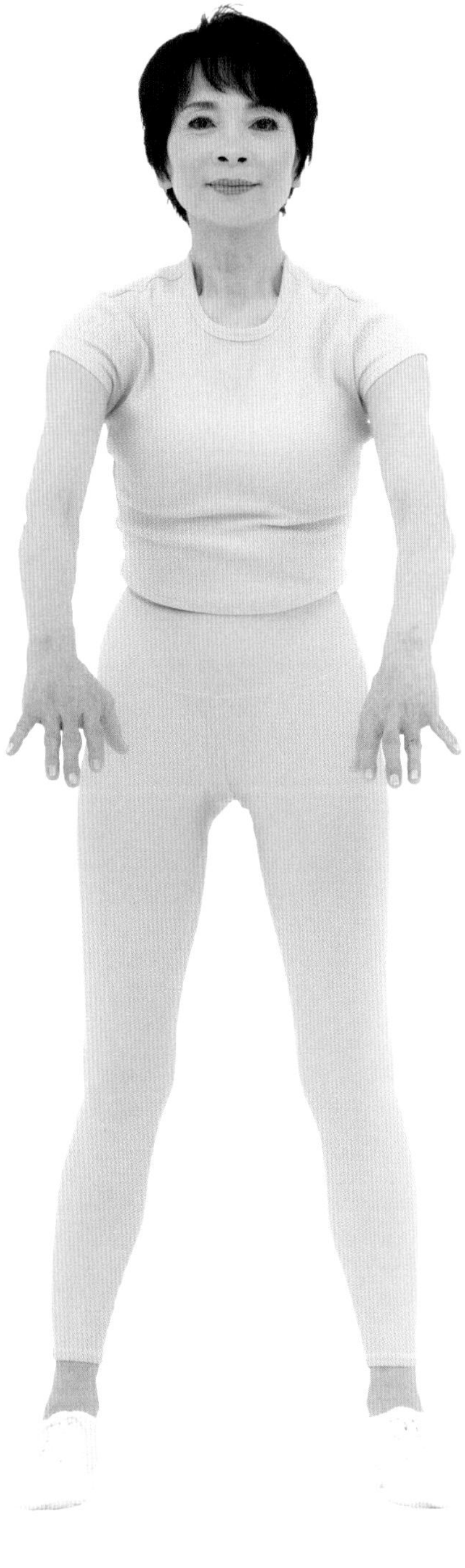

11

息を吐きながら腕を開き、おろして元に戻る。一連の動きを左右1セットで2～4回行う。

POINT

しゃがむ際に、膝が痛い方は、無理をせずに行ってください。
腕を開きながらおろすときには、ひねった腰を前方に戻しながら。一呼吸でできない場合は息継ぎしても問題ありません。

4 フェニックス

Phoenix

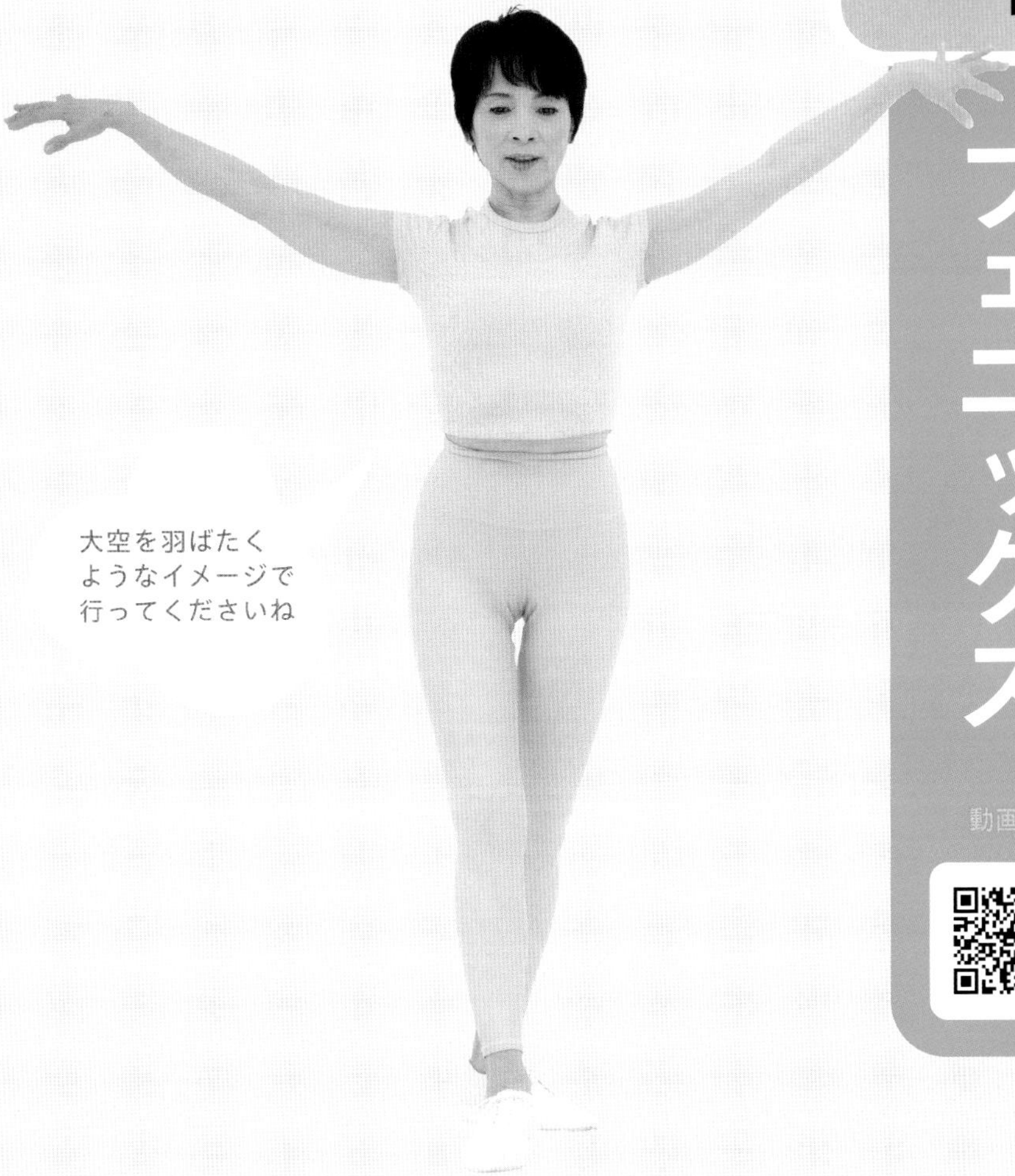

大空を羽ばたく
ようなイメージで
行ってくださいね

動画でチェック！

ブリージング＋ストレッチ運動。フェニックスは不死鳥。雲とともに大空を悠然と飛び舞うイメージで行います。

程よいストレッチで全身がスッキリし、疲労回復の効果があります。また、太ももの筋肉が刺激され引き締まります。

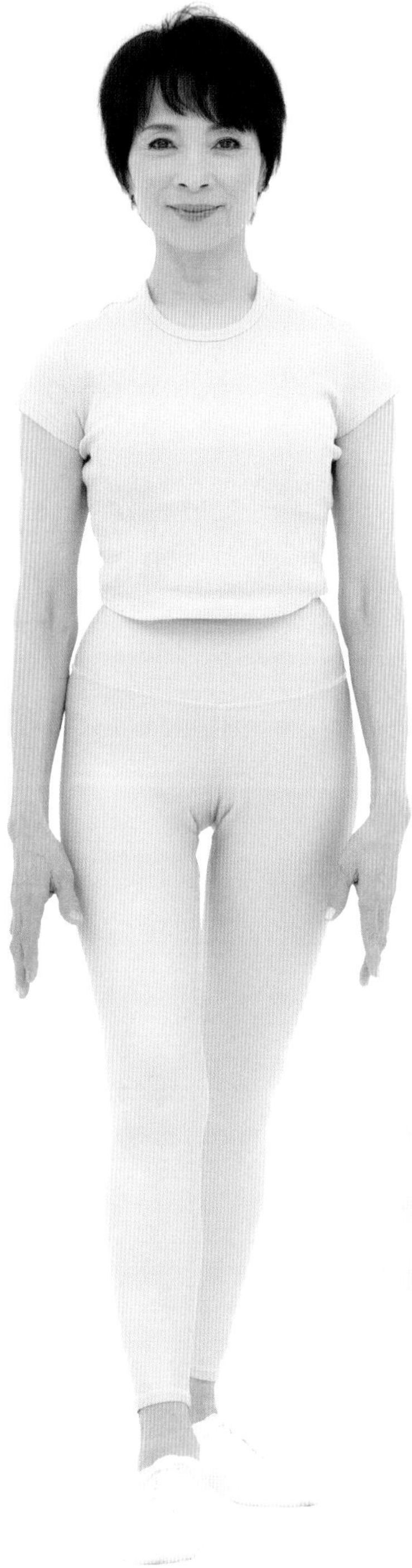

1

まず、右足を半歩前に出して立つ。腕は自然に下へ。

身体の力を
抜いて、
無理せずに
行ってくださいね！

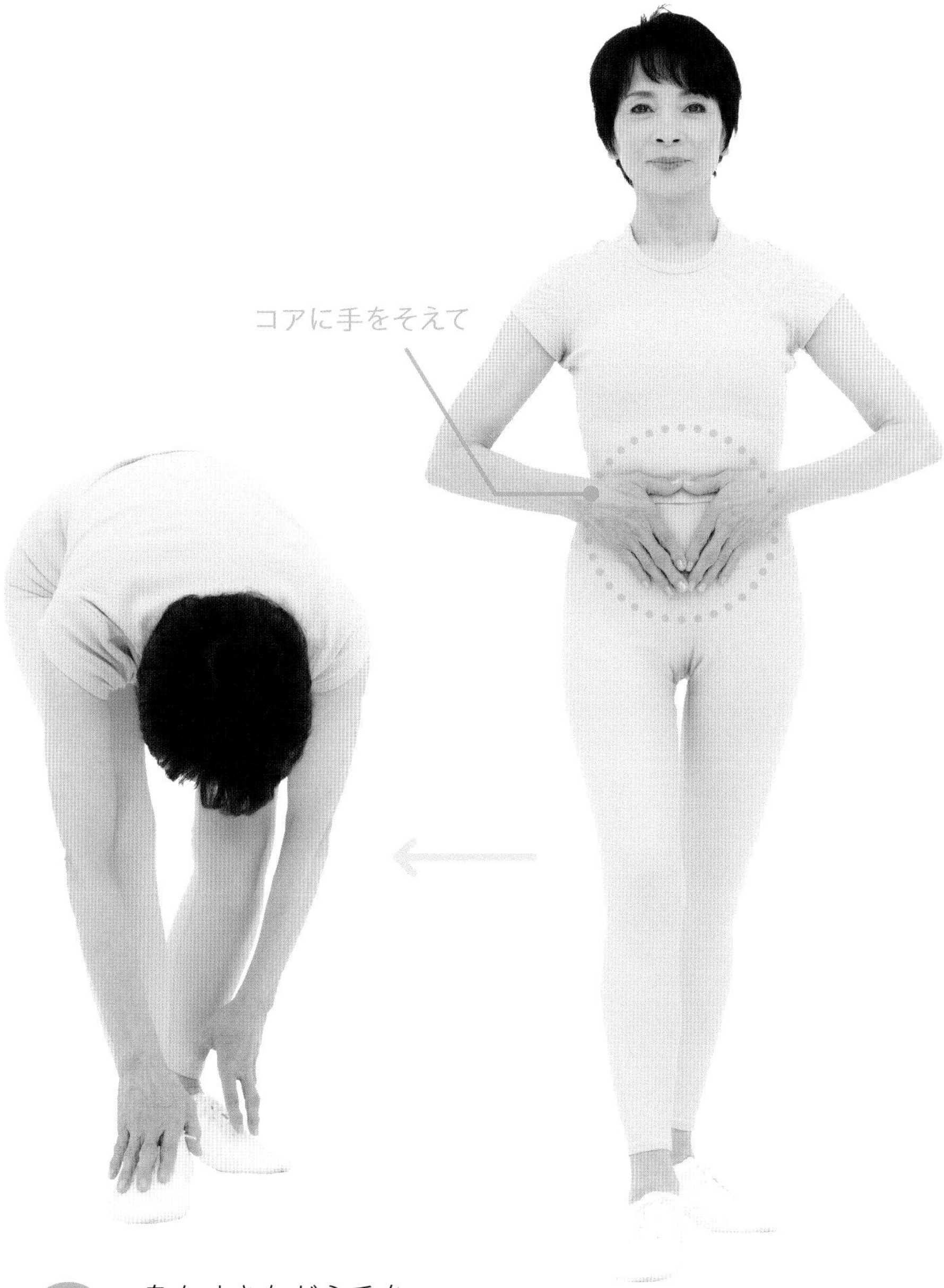

2 息を吐きながら手をコアからつま先にゆっくりと手をおろしていく。

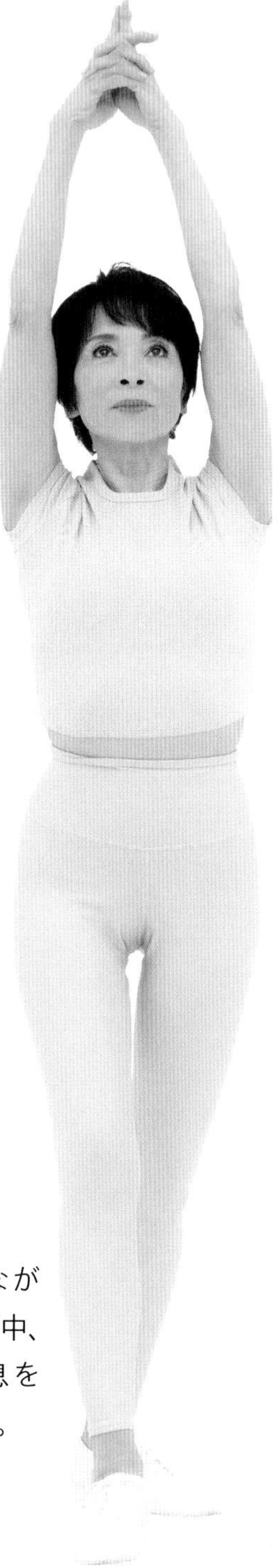

3

身体を起こしながら、コア、腰、背中、肩、頭頂まで息を吸い上げていく。

4

吸い上げた息をいったんコアに戻し溜めてから、右足を大きく前に出し、胸の前で手の甲と甲をつける。

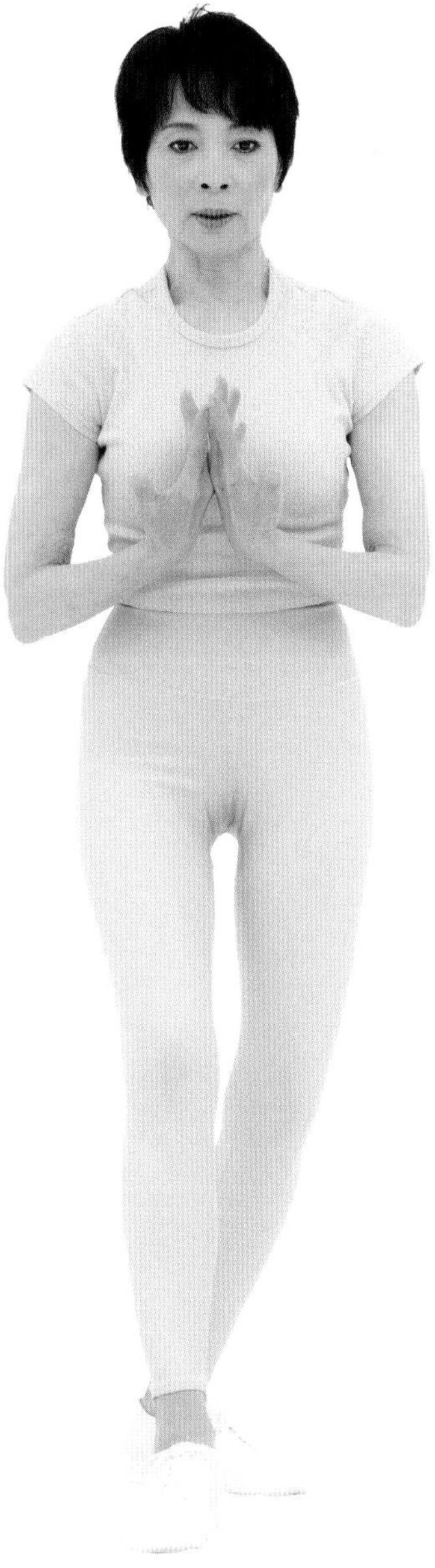

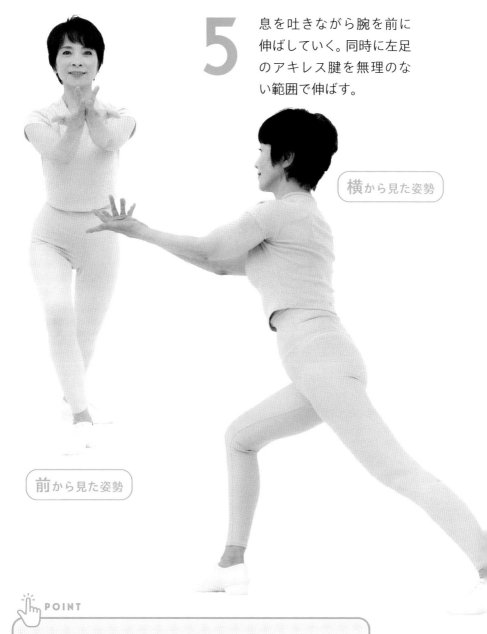

5

息を吐きながら腕を前に伸ばしていく。同時に左足のアキレス腱を無理のない範囲で伸ばす。

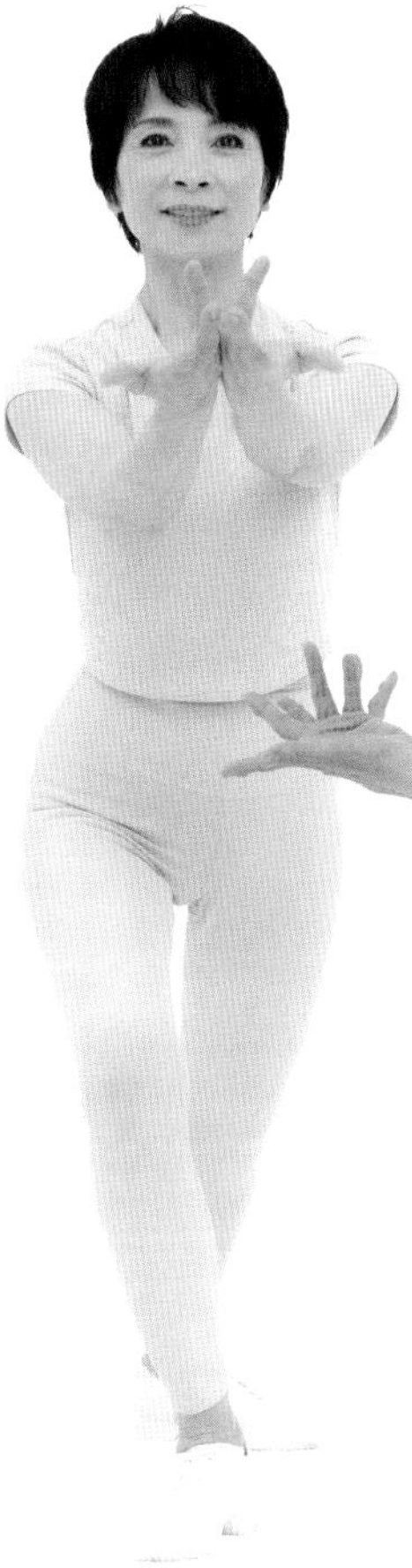

前から見た姿勢

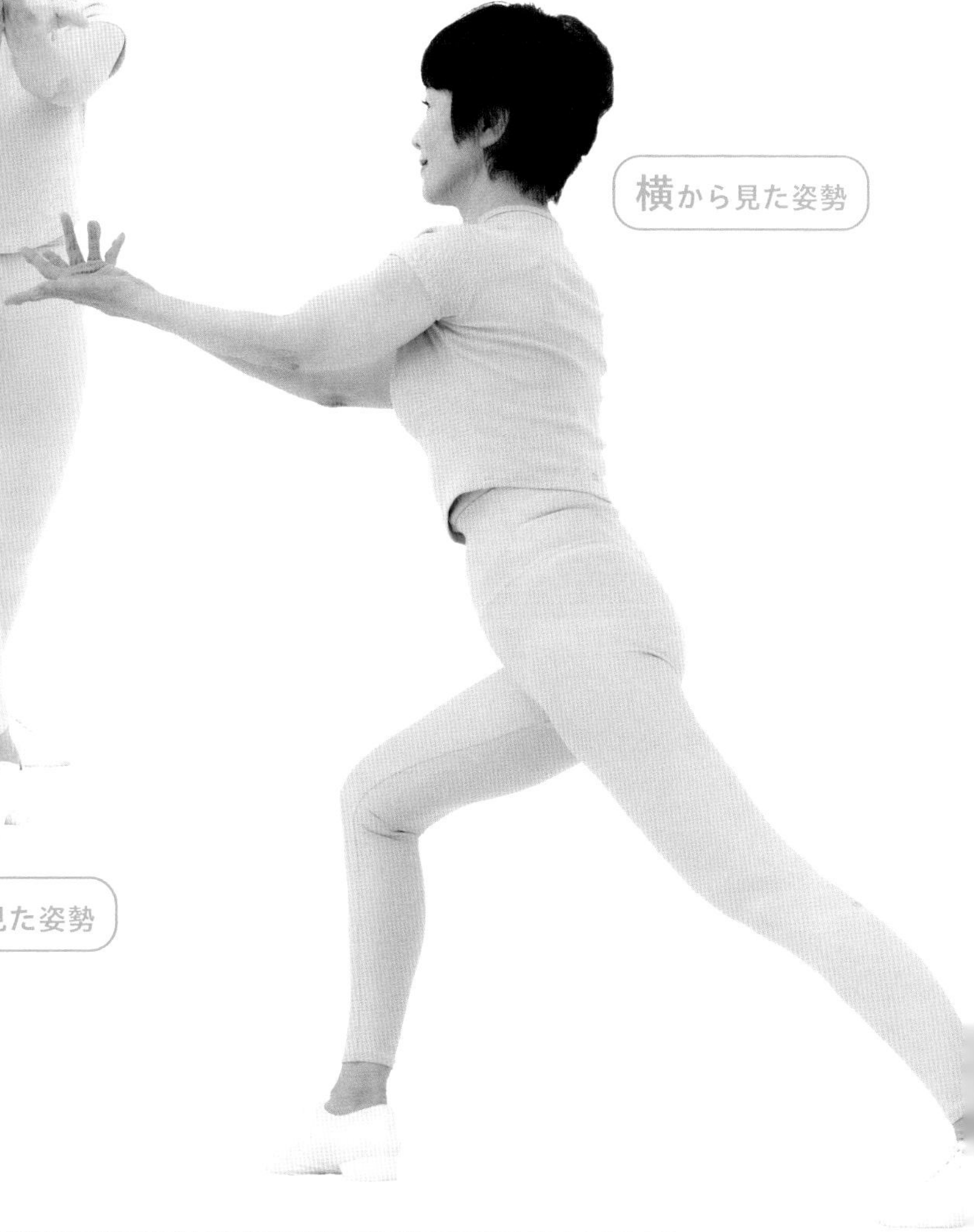

横から見た姿勢

POINT

手の甲と甲をつけるようにして腕を伸ばします。背筋はしならせる感じで。その際、左足のかかとが上がらないように、また前かがみにならないようにします。

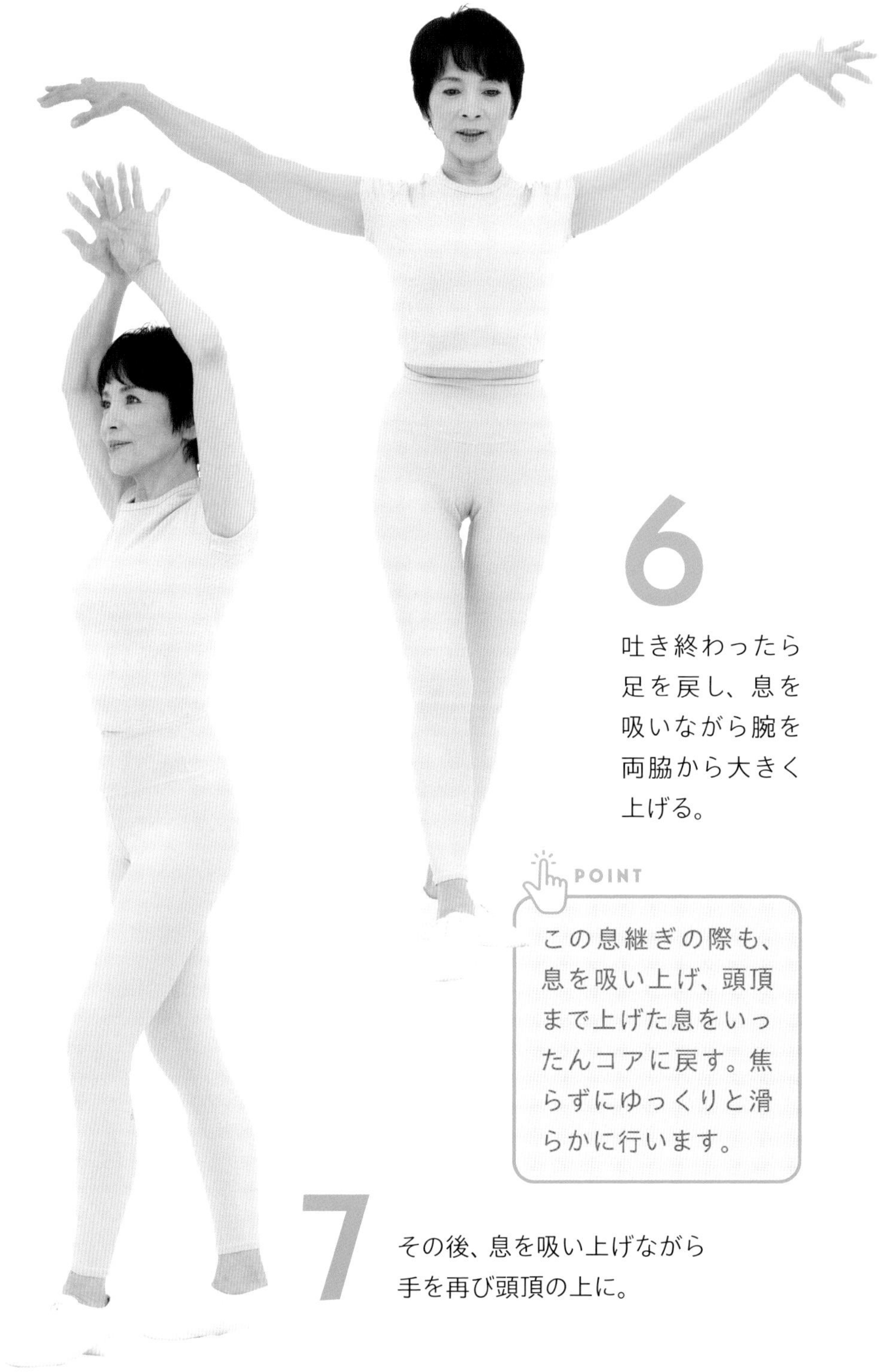

6

吐き終わったら
足を戻し、息を
吸いながら腕を
両脇から大きく
上げる。

POINT

この息継ぎの際も、
息を吸い上げ、頭頂
まで上げた息をいっ
たんコアに戻す。焦
らずにゆっくりと滑
らかに行います。

7

その後、息を吸い上げながら
手を再び頭頂の上に。

8

息をコアに戻し溜め、軽く止めたまま掌を腎につけ、息を吐きながら身体を後方にゆっくりと反らす。

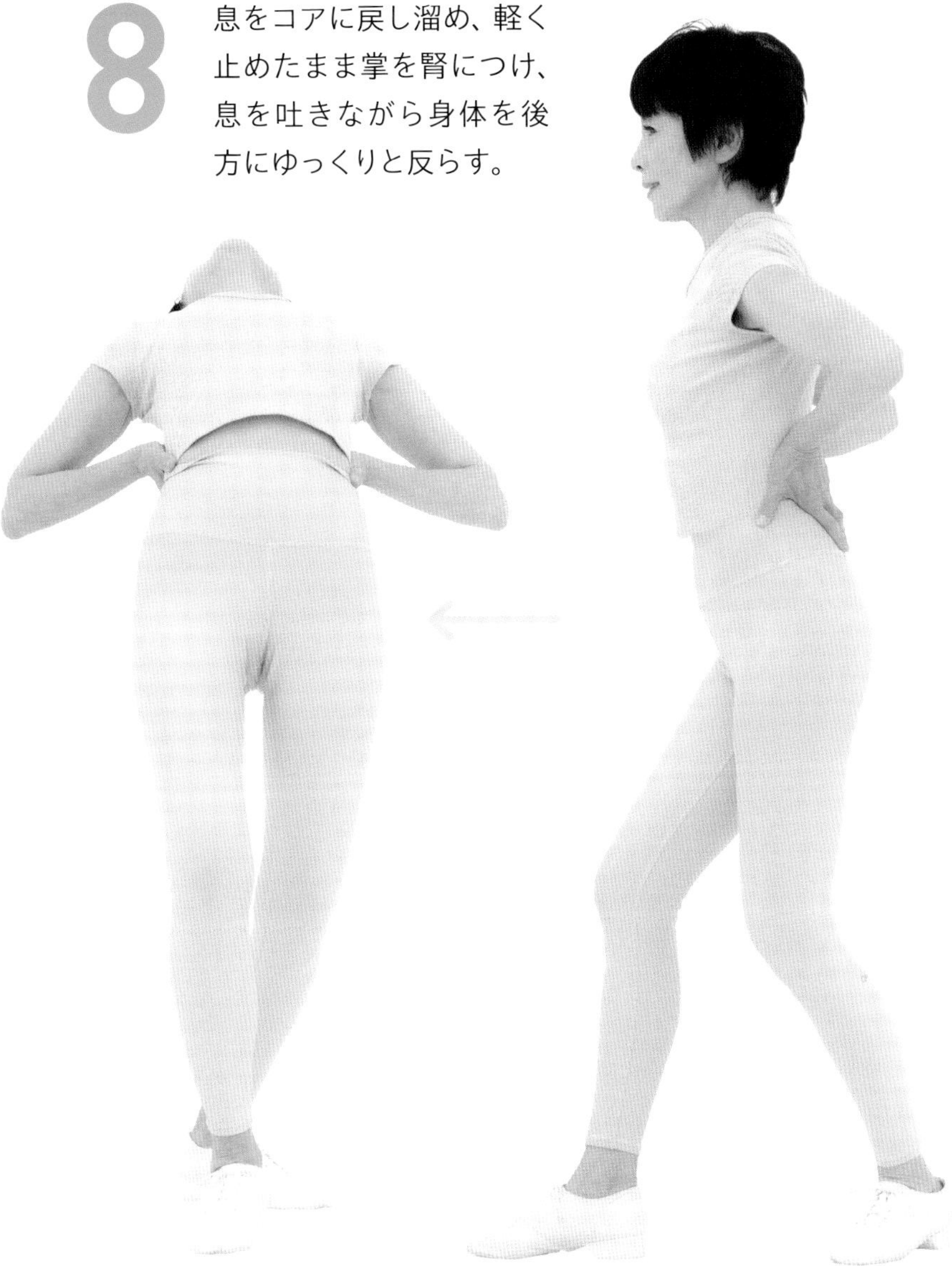

POINT

掌を腎につけて後方に背中を反らす際は、首だけ反らすのではなくお腹から反らす感じです。真後ろが見えるほど反らせるとベストですが、無理のない範囲で行ってください。

9

身体を戻し、息を吸い、前屈し、手の甲を床につけてから息を吐く。身体の硬い方は無理をせずにできる範囲で。

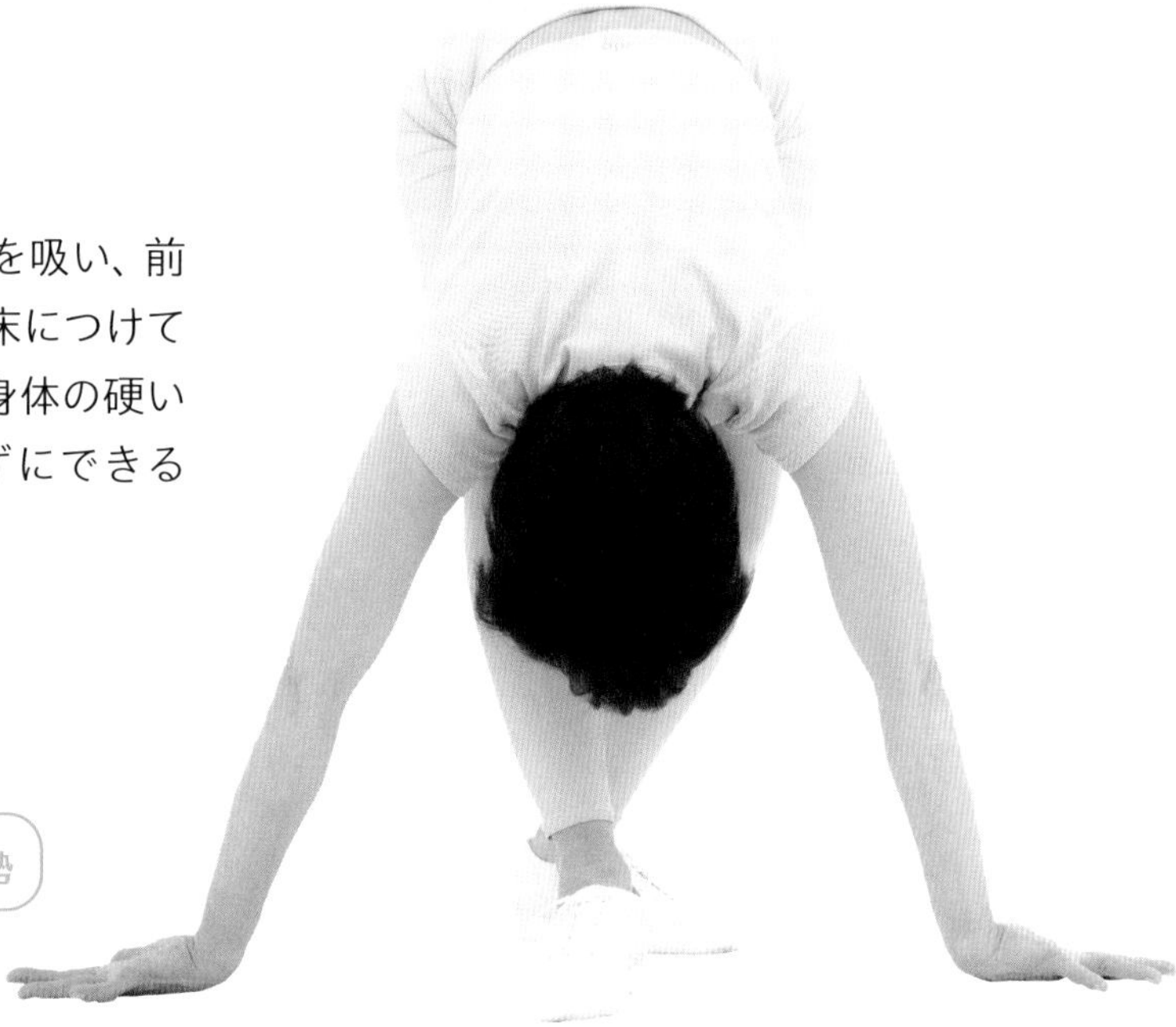

前から見た姿勢

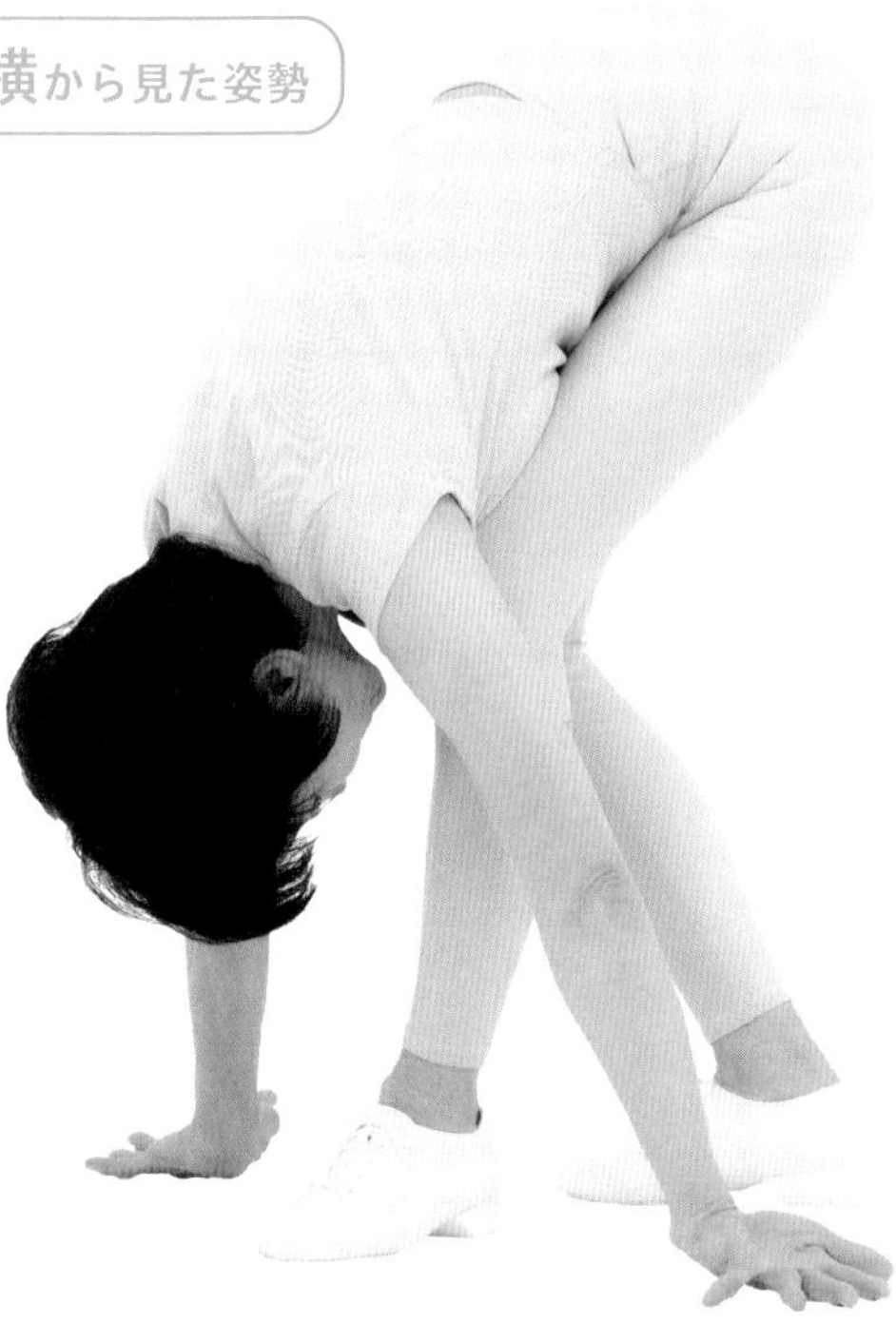

横から見た姿勢

POINT

前屈し手の甲を床につける際の手の位置はかかとの横。かかとが浮かないようにします。前屈ができない場合は、無理のない範囲で床に手を近づけてください。

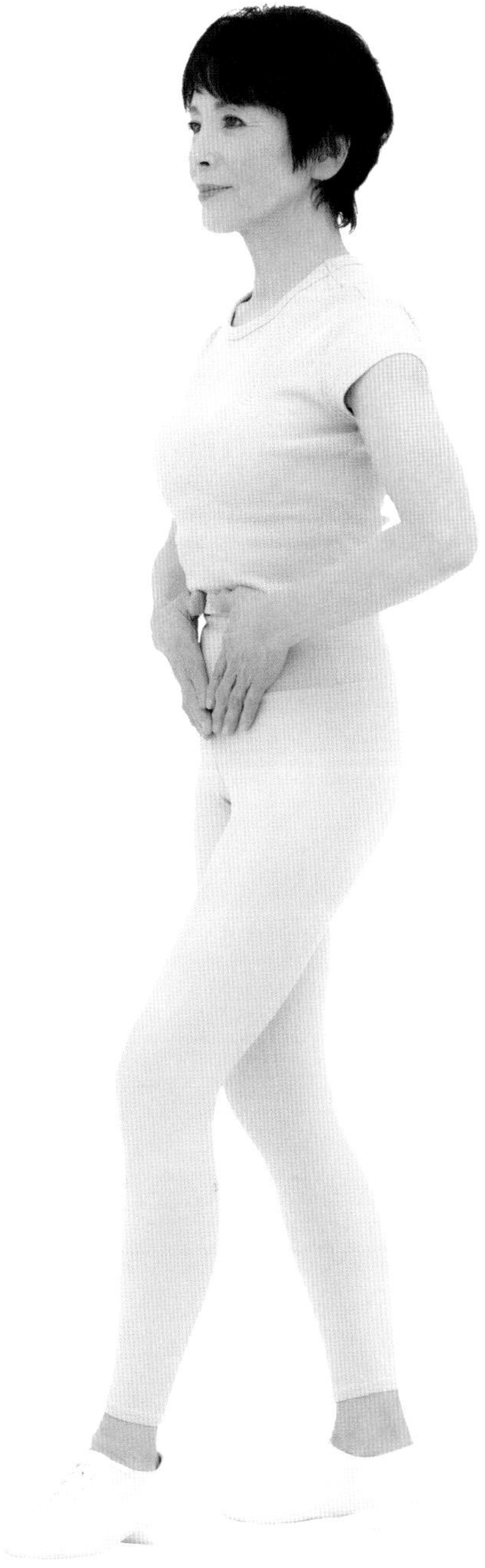

10

身体を戻し手をコアに。息を吸い上げ、頭頂からコアに戻し溜め全身に巡らせていく。この一連の動作を左足側も同様に行い、左右1セットで2〜4回行う。

POINT

コアに溜めた息を全身に巡らせることは、はじめは難しいかもしれません。しかし、何度も繰り返し行ううちに、エネルギーが体内を循環し、細胞の隅々まで生命力が満ちあふれた状態を感じられるようになります。あたかもゆったりと宇宙遊泳しているような心地よさを感じられるでしょう。

5

サン&アース

Sun&Earth

動画でチェック!

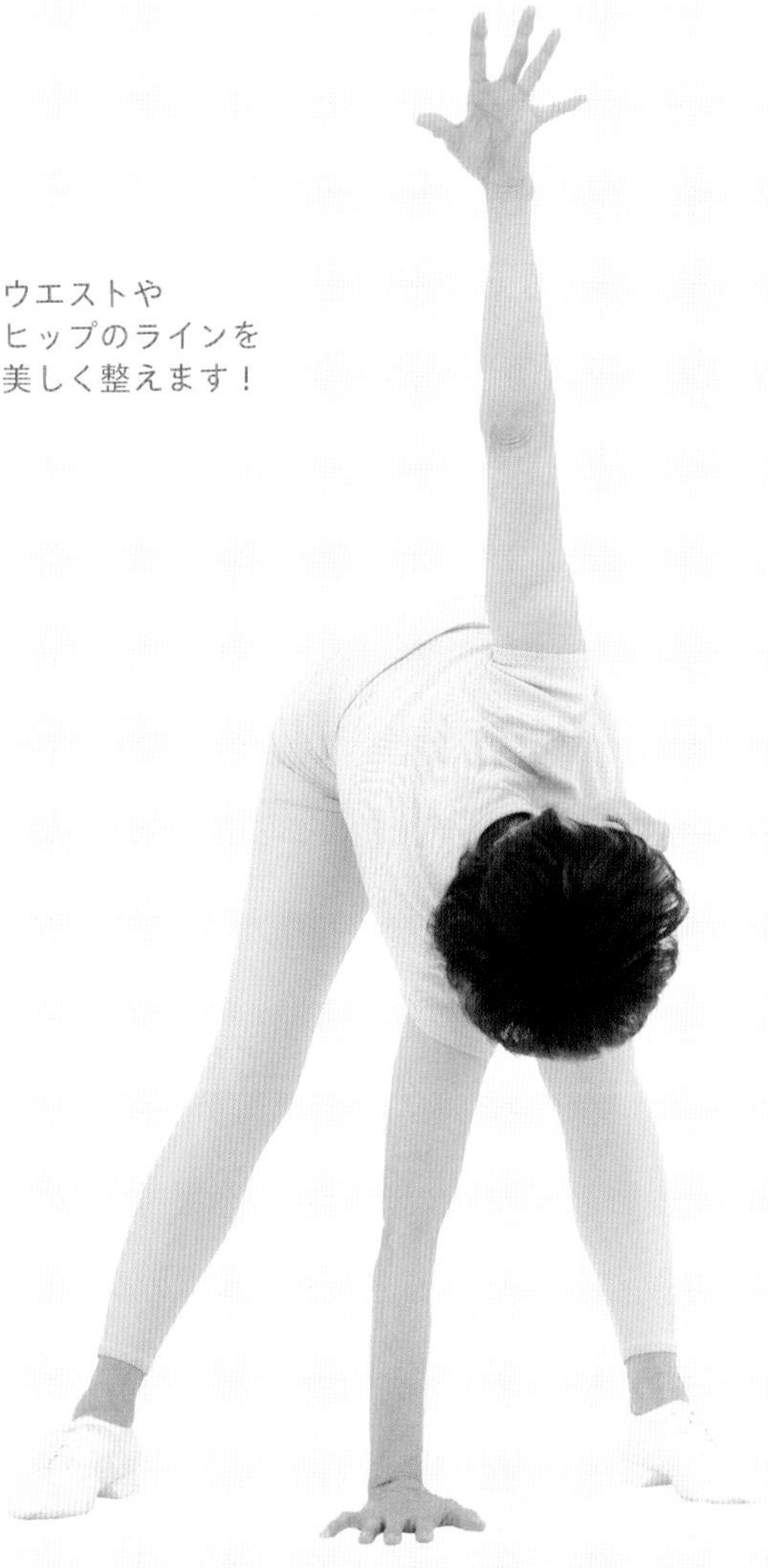

ウエストや
ヒップのラインを
美しく整えます!

ブリージング+ストレッチ運動。全身を太陽と地球に心地よく引っぱられているかのようなイメージです。

関節の可動域を拡大し、柔軟性のある身体をつくります。

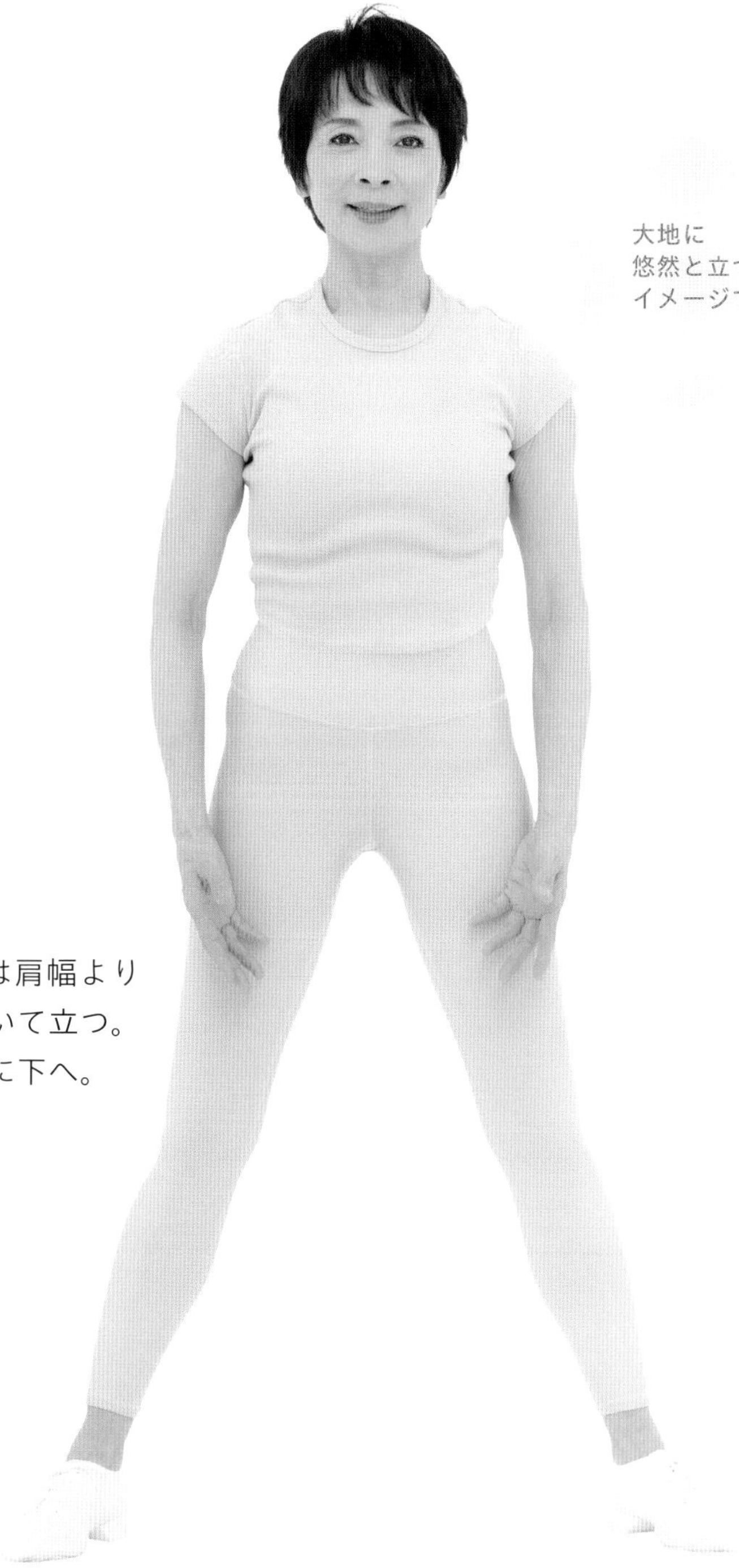

大地に
悠然と立つ
イメージです！

1

まず、足は肩幅より
広めに開いて立つ。
腕は自然に下へ。

2

息を足裏に向けて吐きながら前屈する。

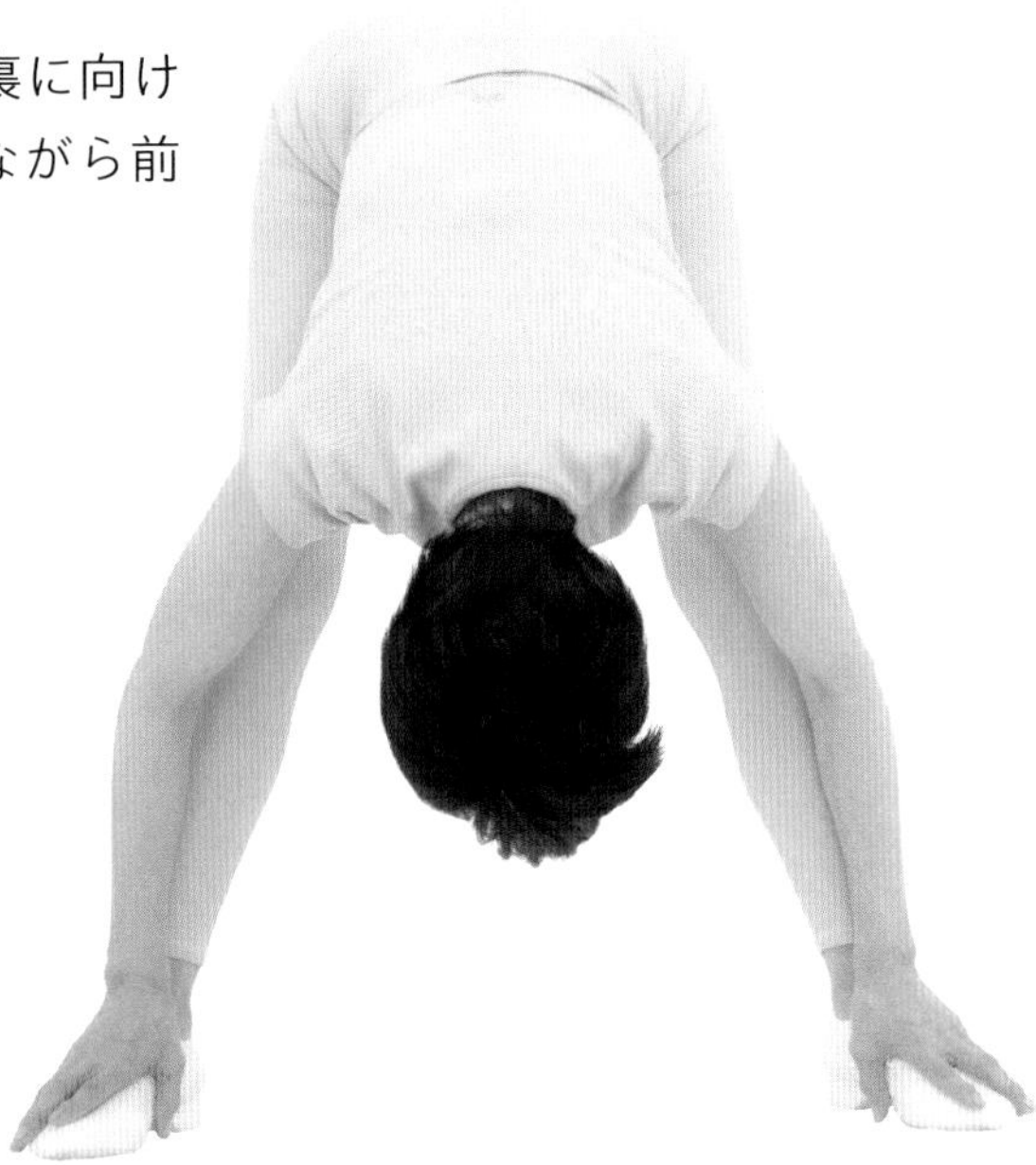

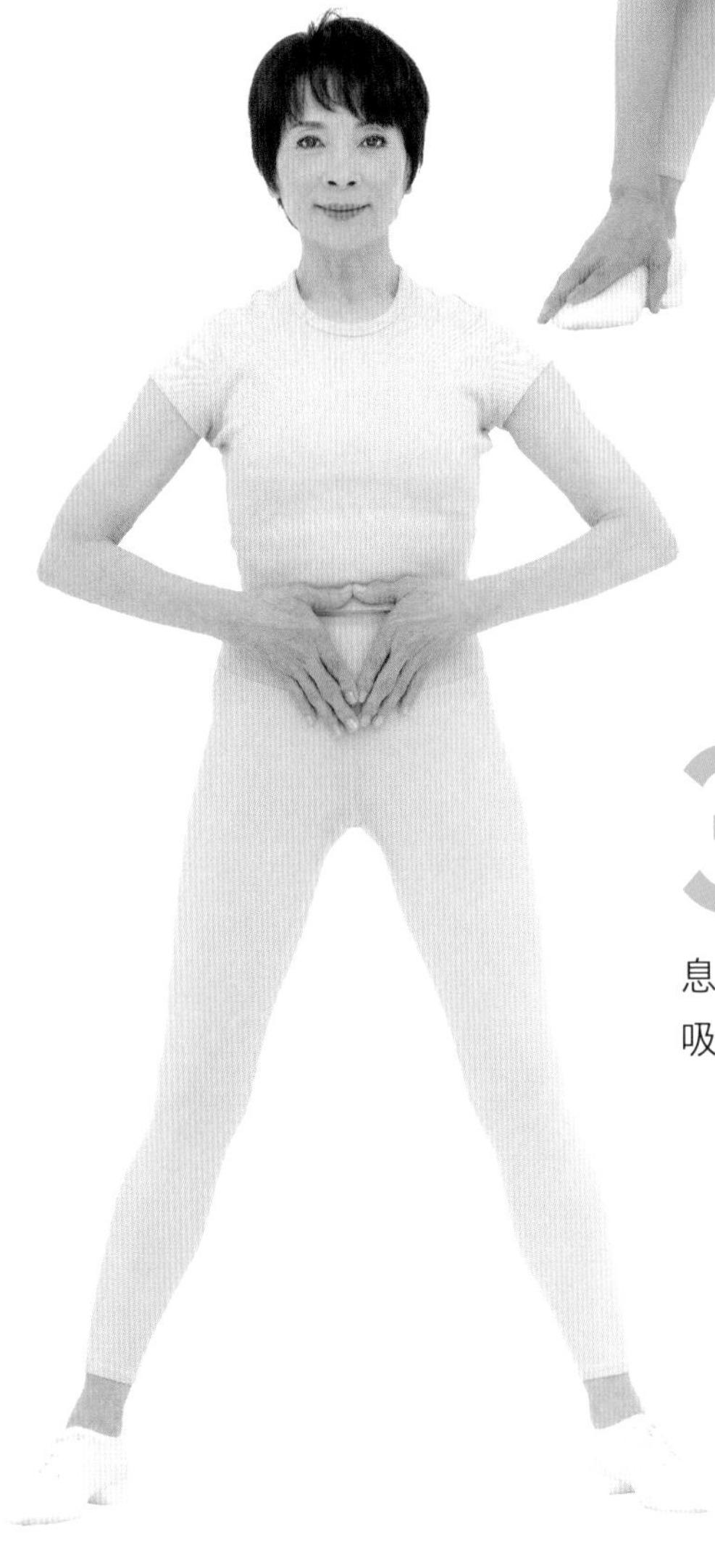

3

息を足裏からコアまで吸い上げて溜める。

POINT

右腕と左腕が一直線になるのが理想です。掌が床につかない場合は、指先だけでも構いません。膝は緩めて無理をせずに。

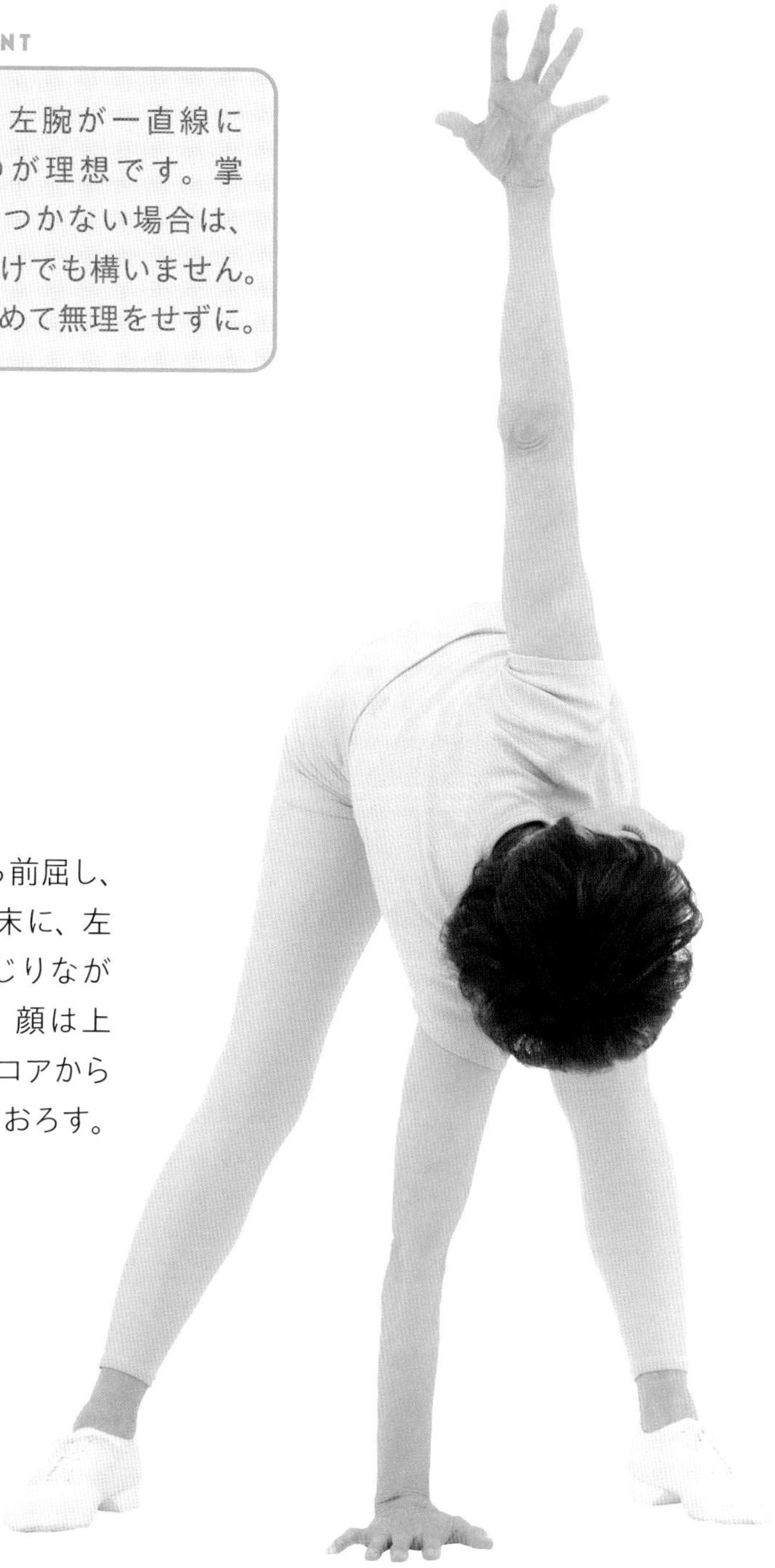

4

息を吐きながら前屈し、右手を股下の床に、左手は手首をねじりながら天の方向に。顔は上方向に向ける。コアから足裏に息を吐きおろす。

5 全身の力を緩めて息を吐いたら、息をコアに吸い上げ溜め、元の姿勢に戻る。

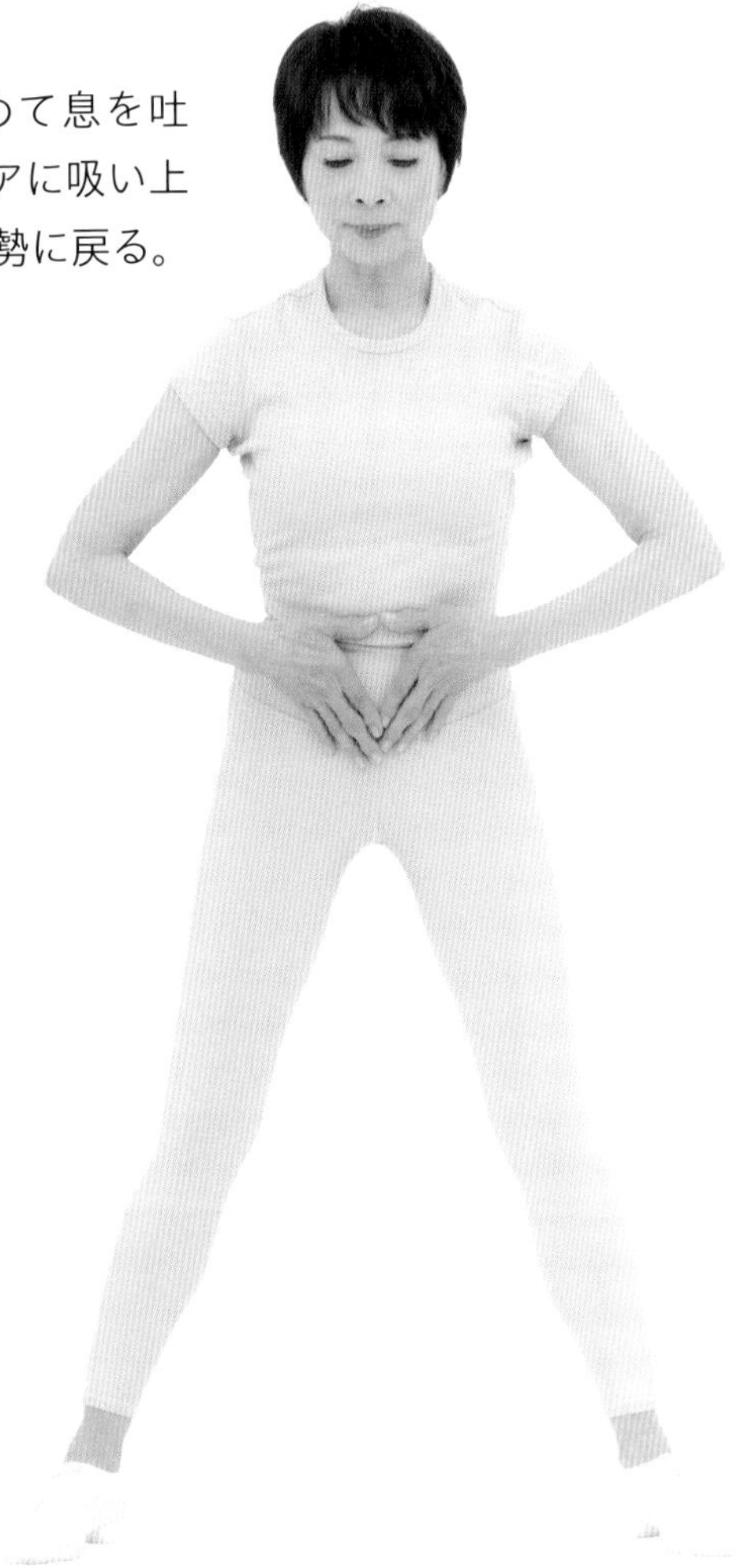

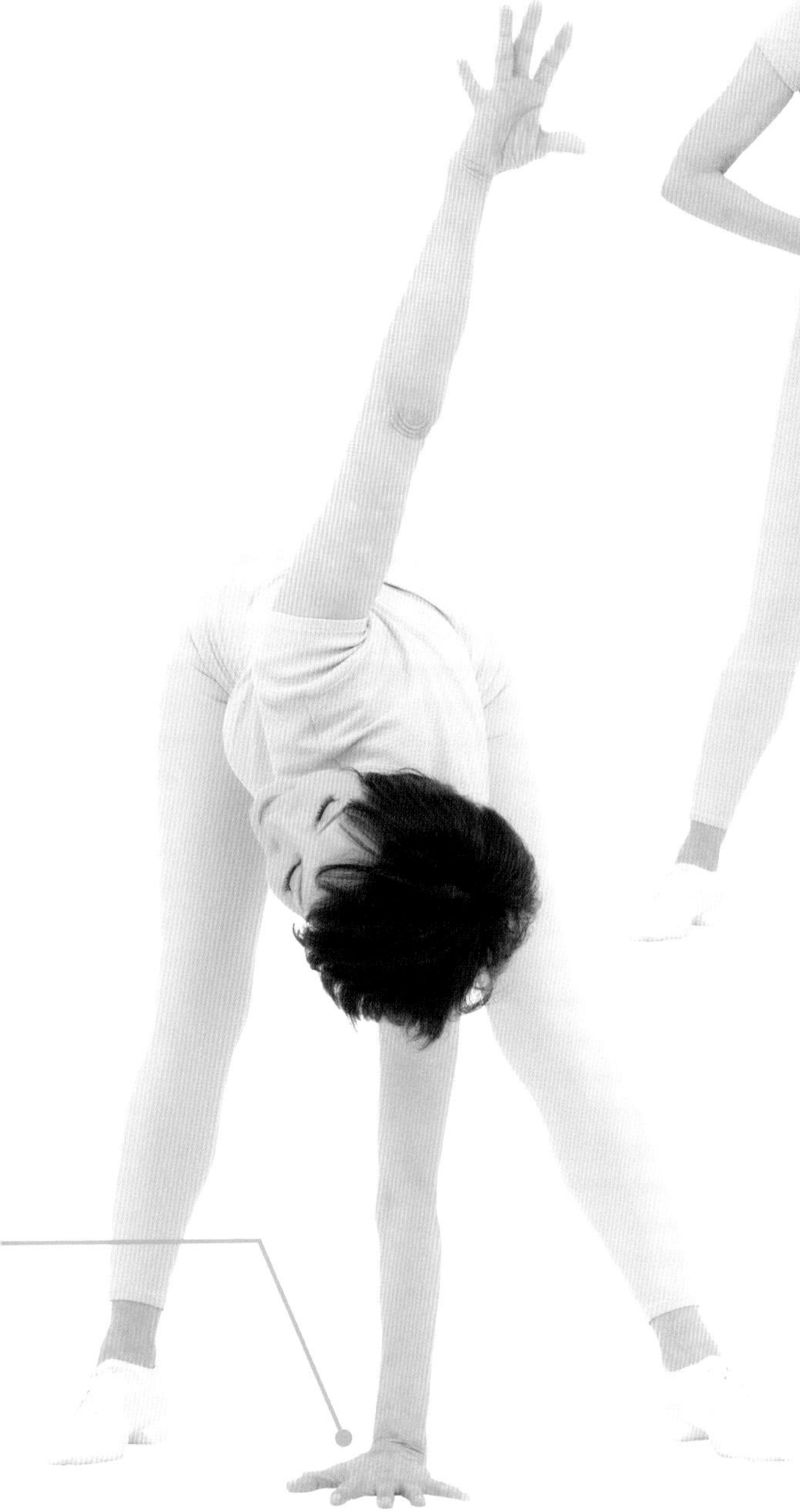

6 息をコアに溜めたまま、今度は逆に左手を股下に、右手を天の方向に。

7

全身の力を緩めてコアから息を足裏に吐く。息をコアに吸い上げながら元の姿勢に戻る。息をコアに溜めたまま、前屈する。右手を左足のつま先に、左手は手首をねじりながら天の方向に。息を足裏に吐きおろす。

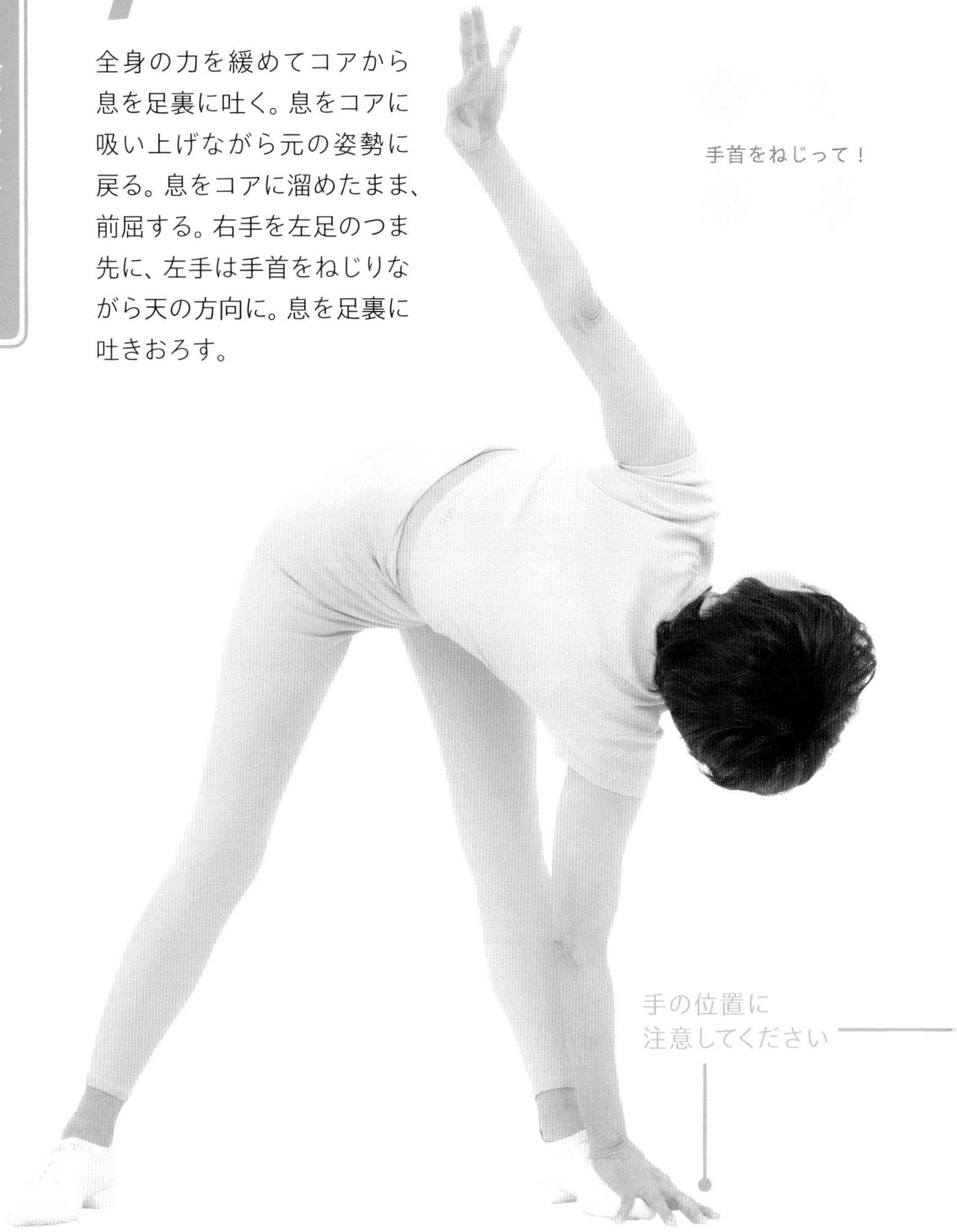
手首をねじって！
手の位置に
注意してください

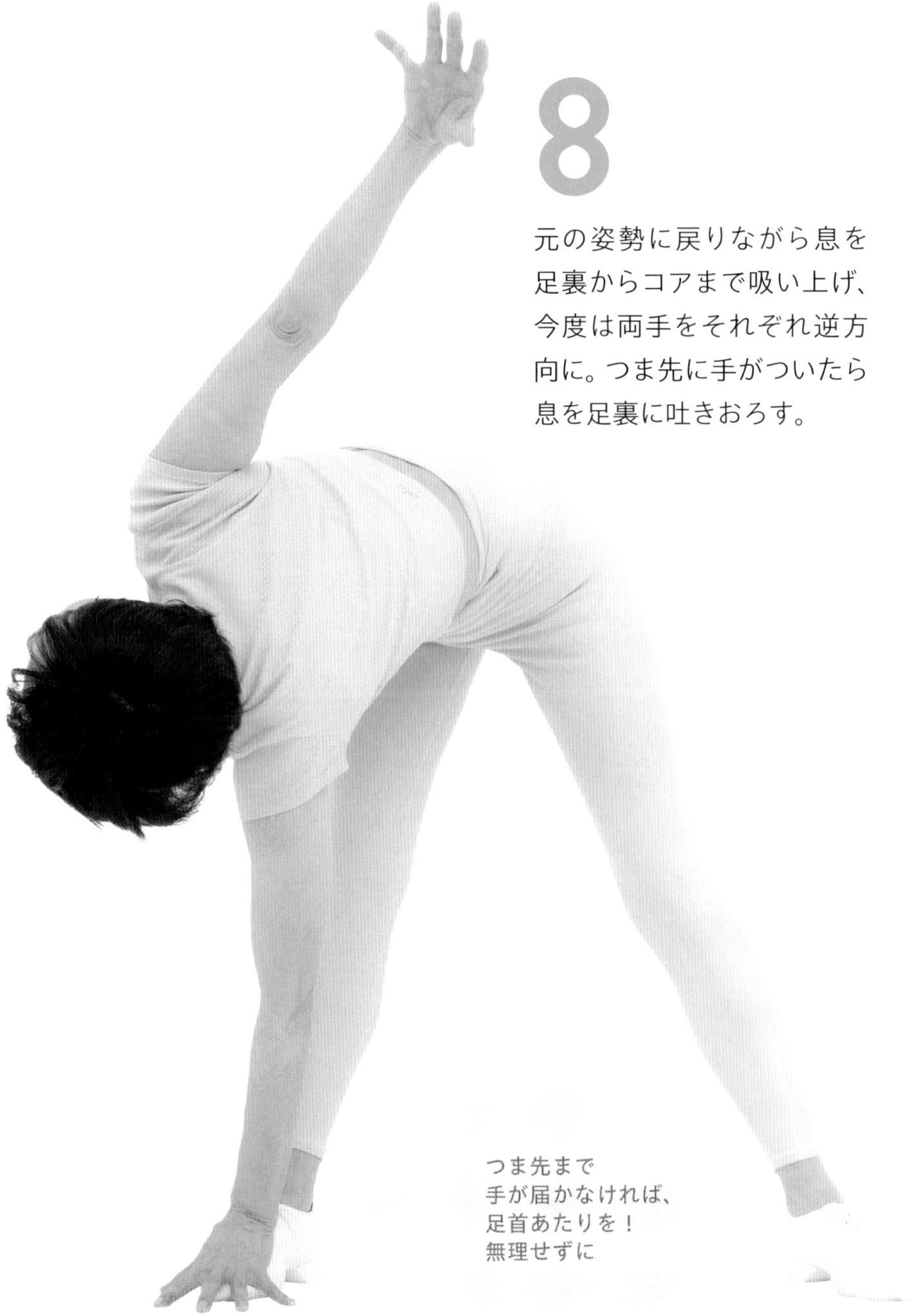

8

元の姿勢に戻りながら息を
足裏からコアまで吸い上げ、
今度は両手をそれぞれ逆方
向に。つま先に手がついたら
息を足裏に吐きおろす。

つま先まで
手が届かなければ、
足首あたりを！
無理せずに

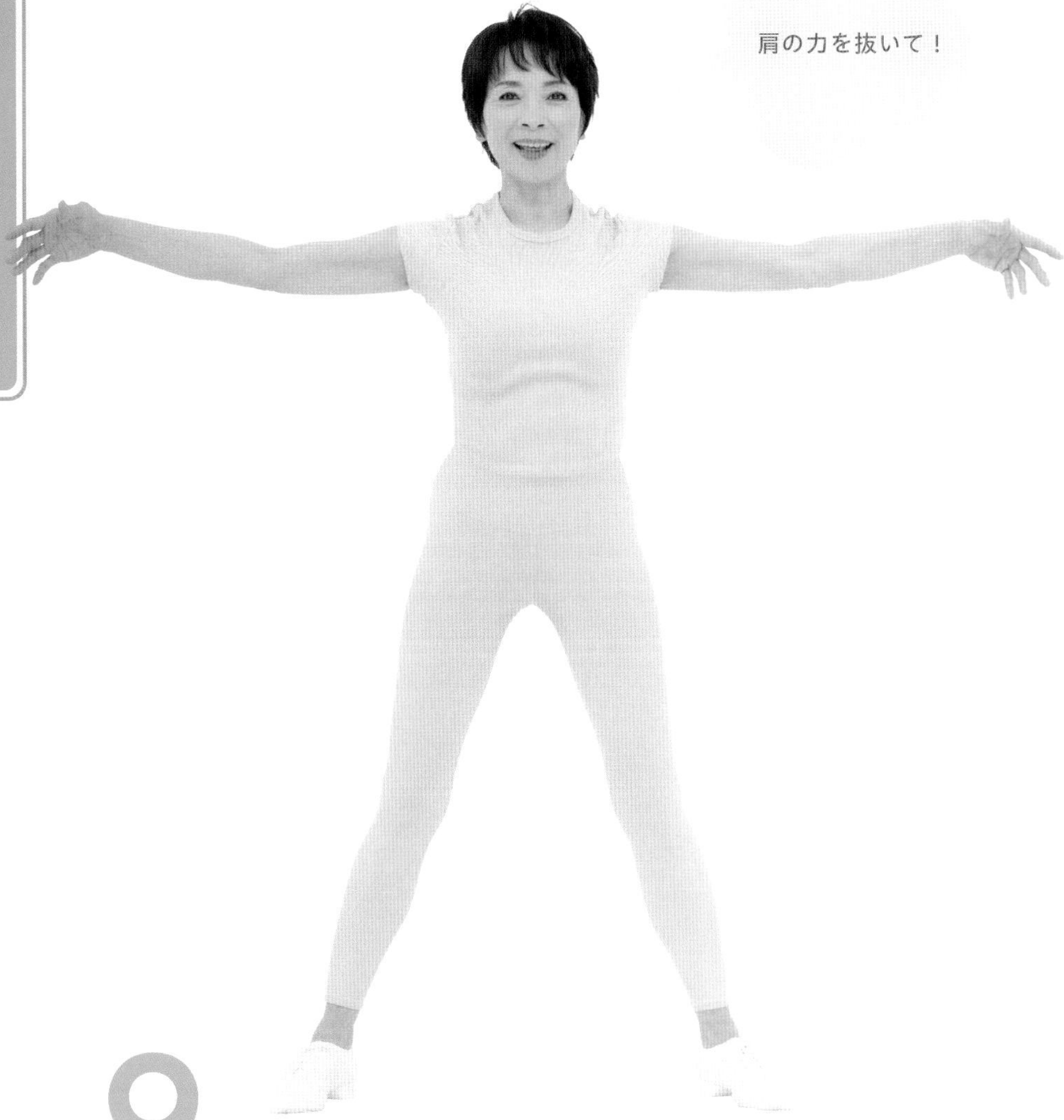

9

息をコアまで吸い上げ溜めてから、両腕を横に開く。

10 両方の手首をねじり、息を吐きながら前屈。

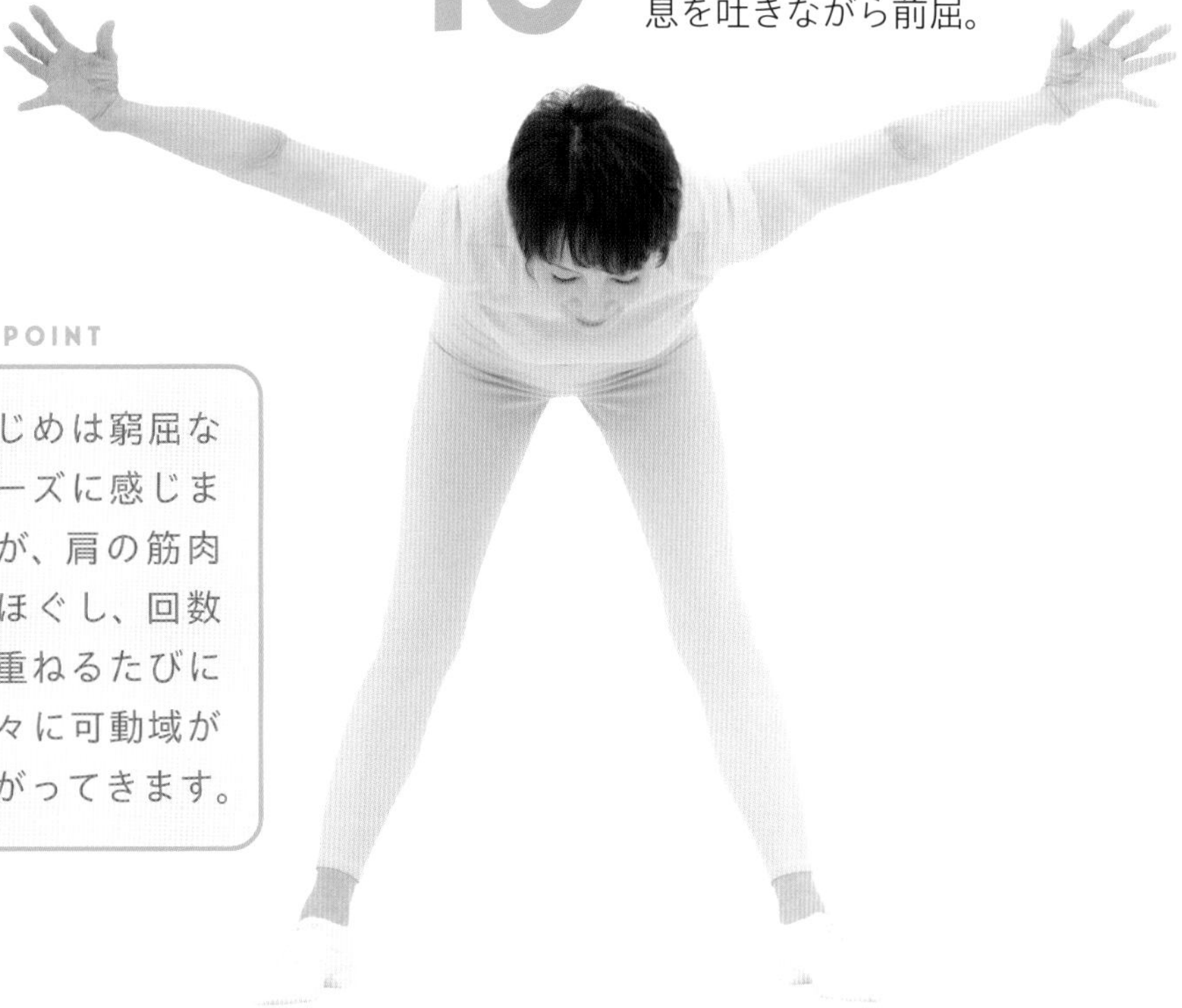

POINT

はじめは窮屈なポーズに感じますが、肩の筋肉をほぐし、回数を重ねるたびに徐々に可動域が広がってきます。

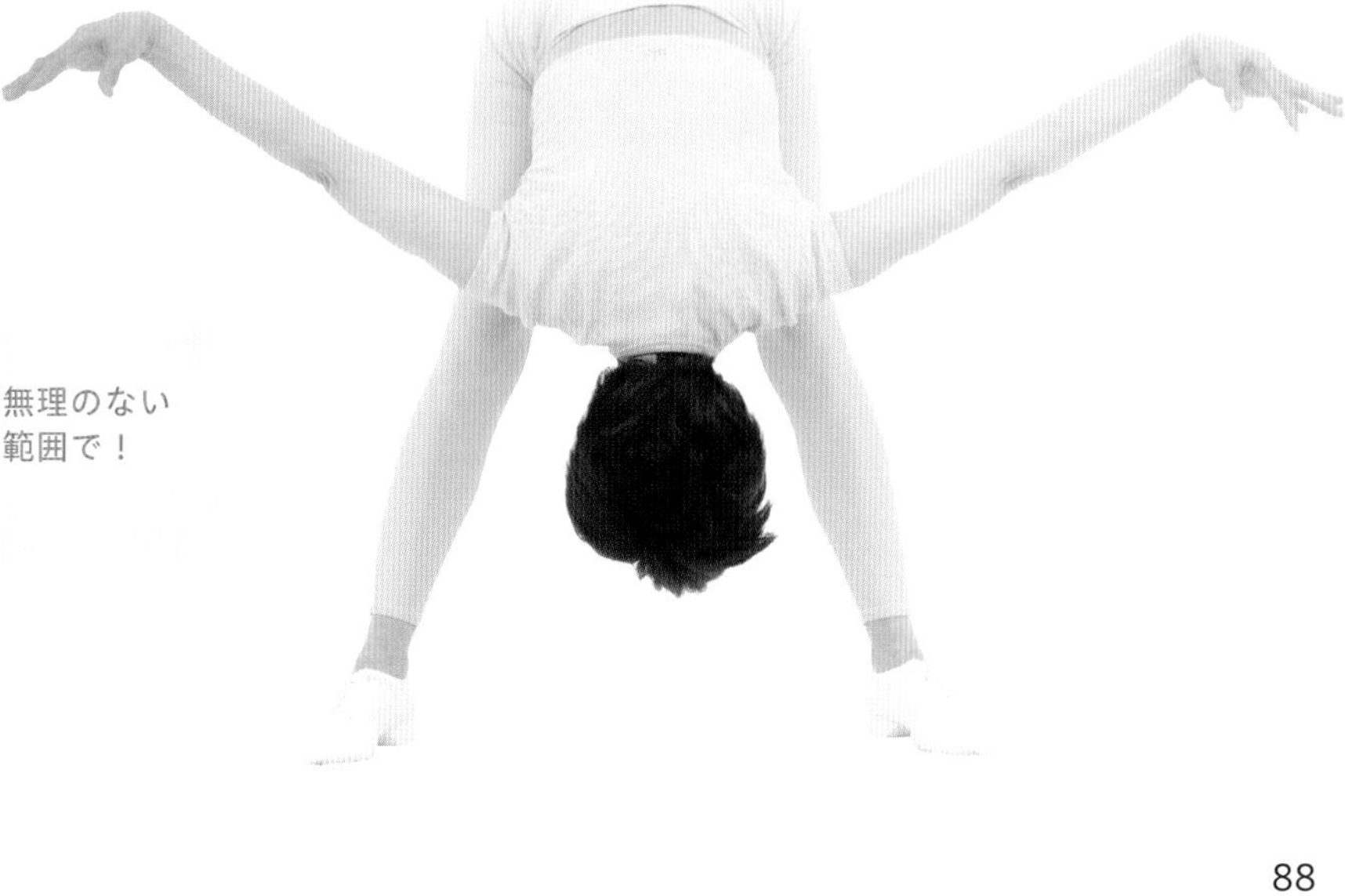

無理のない
範囲で！

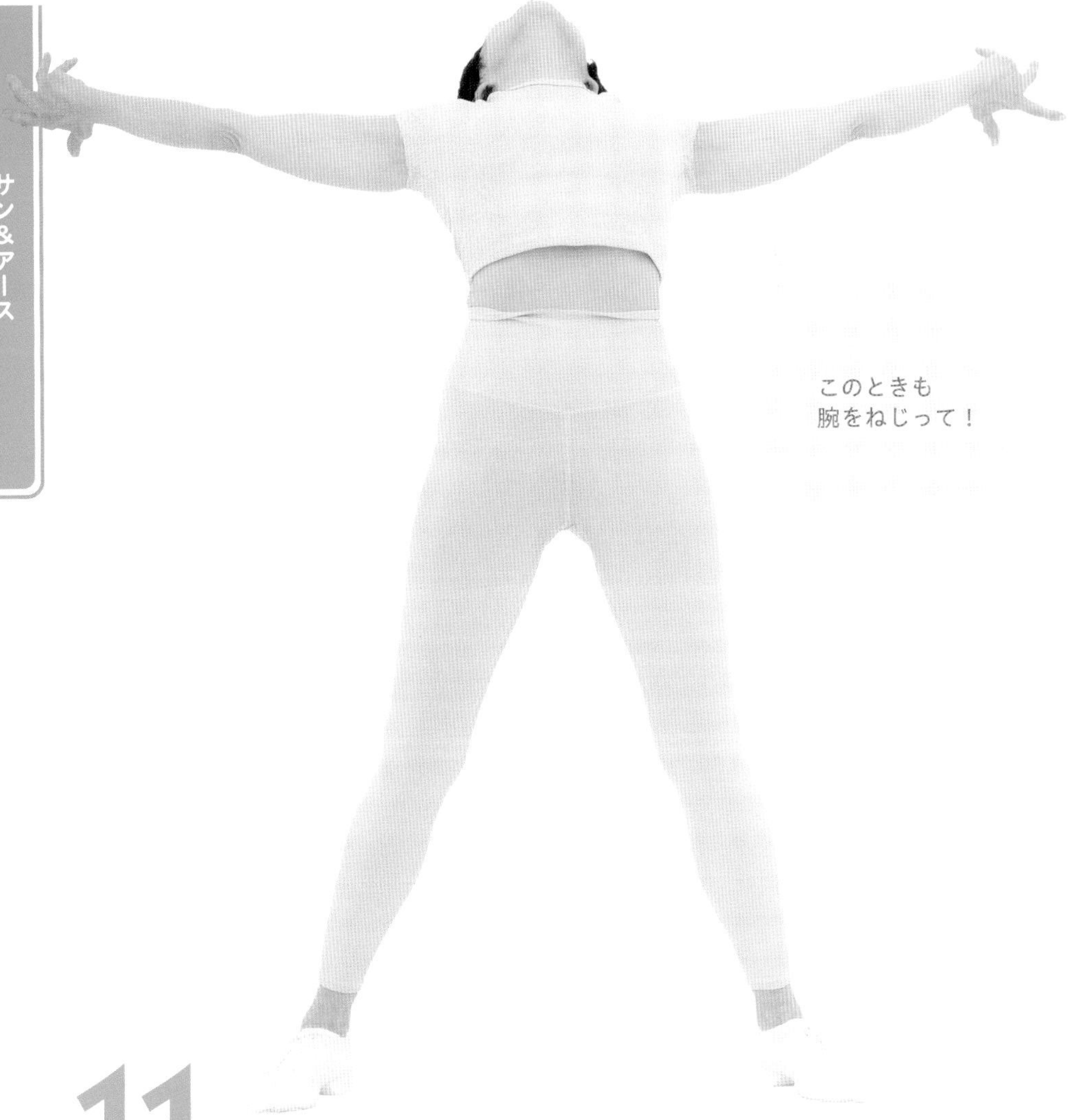

11

両腕を広げたまま息を足裏からコアまで吸い上げる。その姿勢のまま、息を吐きながら背中を後方にゆっくりと反らせる。

POINT

腕を大きく広げて反らすことで、胸の骨が開き、鎖骨のストレッチにもなりますので、しっかりと腕を伸ばして広げましょう。

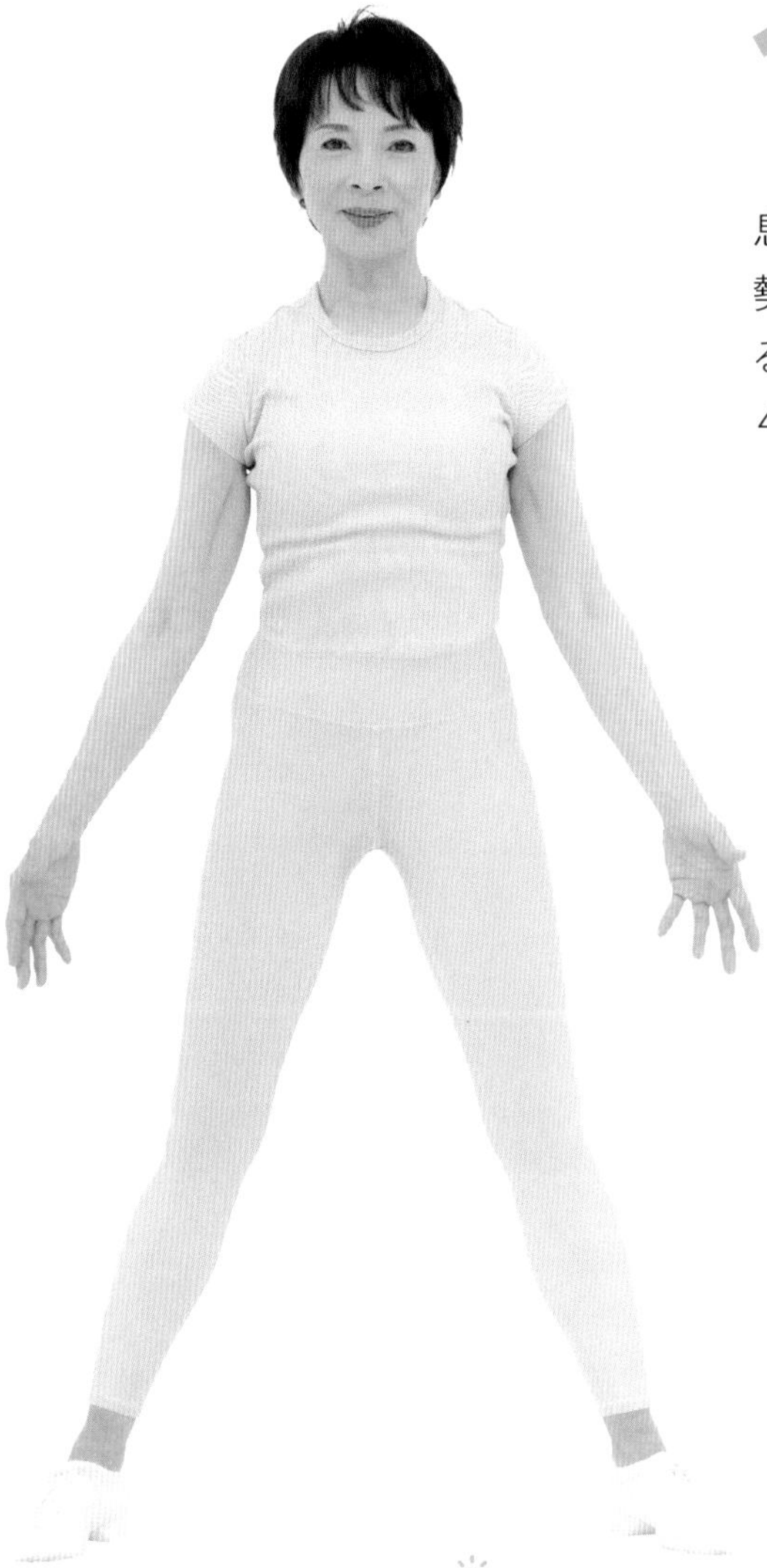

12

息を吸いながら最初の姿勢に戻り、静かに手を下げる。この一連の動作を２〜４回連続して行う。

POINT

どの動きも、腕にねじりを加えることを忘れないようにしてください。二の腕のたるみにも効果的です。自然に美しくねじるように意識しながら、無理せずにゆっくり行ってください。

6

ミルキーウェイ

Milky Way

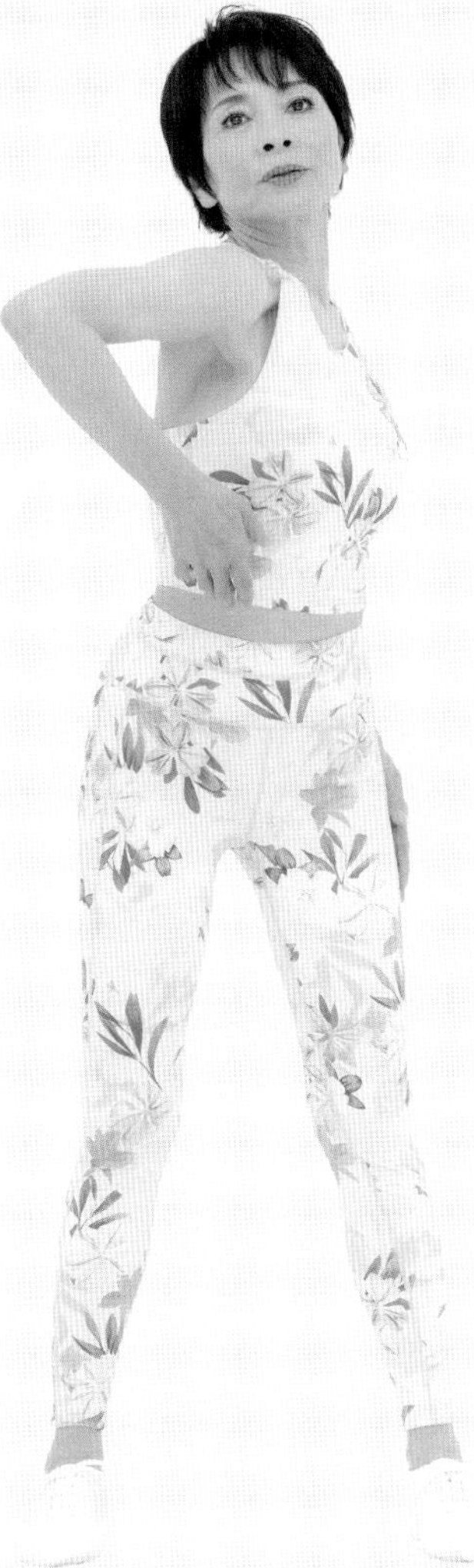

全身の力を抜いて、
ゆっくりと大きく
身体を回転させます

動画でチェック！

ブリージング＋回転運動。コアから出たエネルギーが全身を巡り、流れていくようなイメージで行います。

中心を変えながら身体を大きく回転させます。特に、肩や腰に刺激を与え、全身の血行を良くします。

1 まず、足は肩幅に開いて立つ。膝は少し緩める。そのままの状態で息を足裏からコアまで吸い上げて溜める。

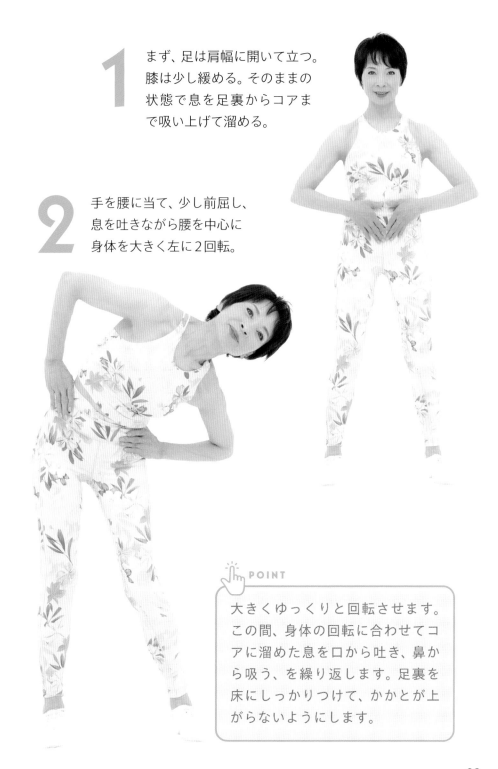

2 手を腰に当て、少し前屈し、息を吐きながら腰を中心に身体を大きく左に2回転。

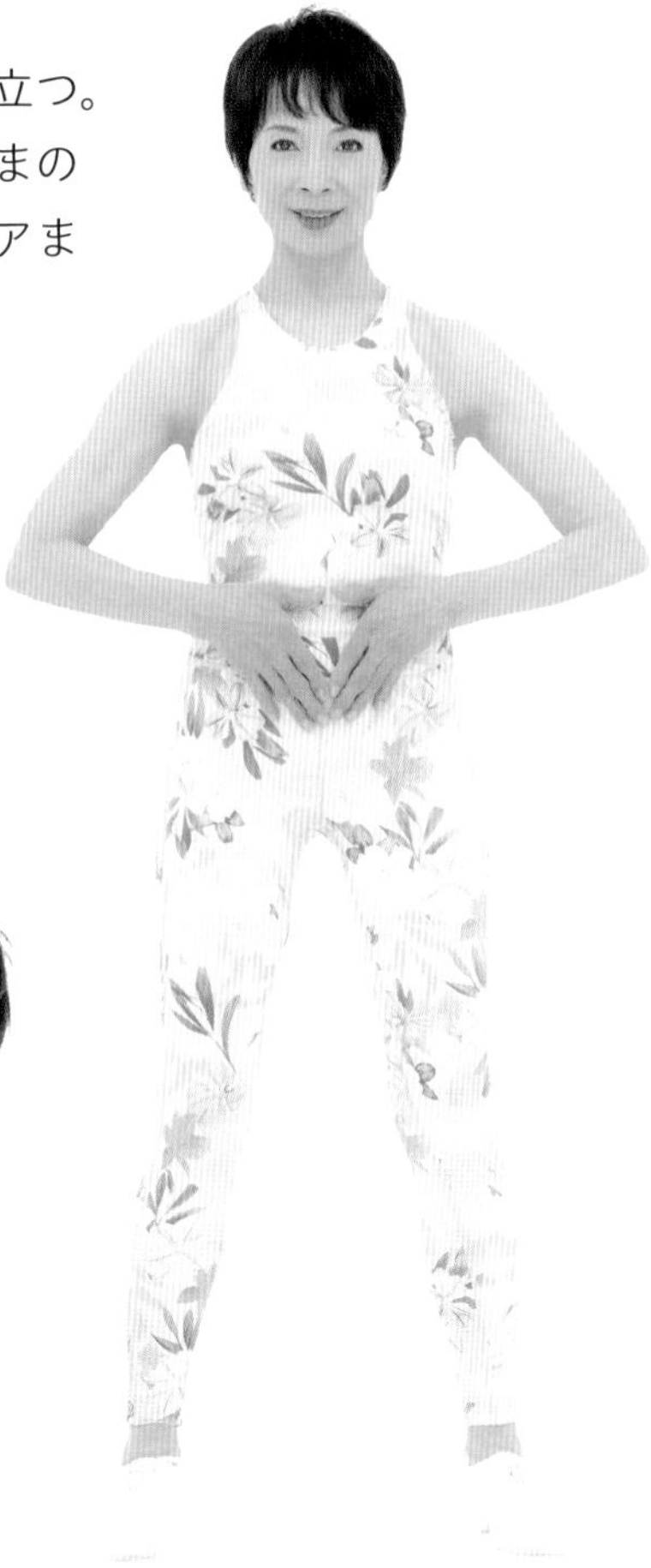

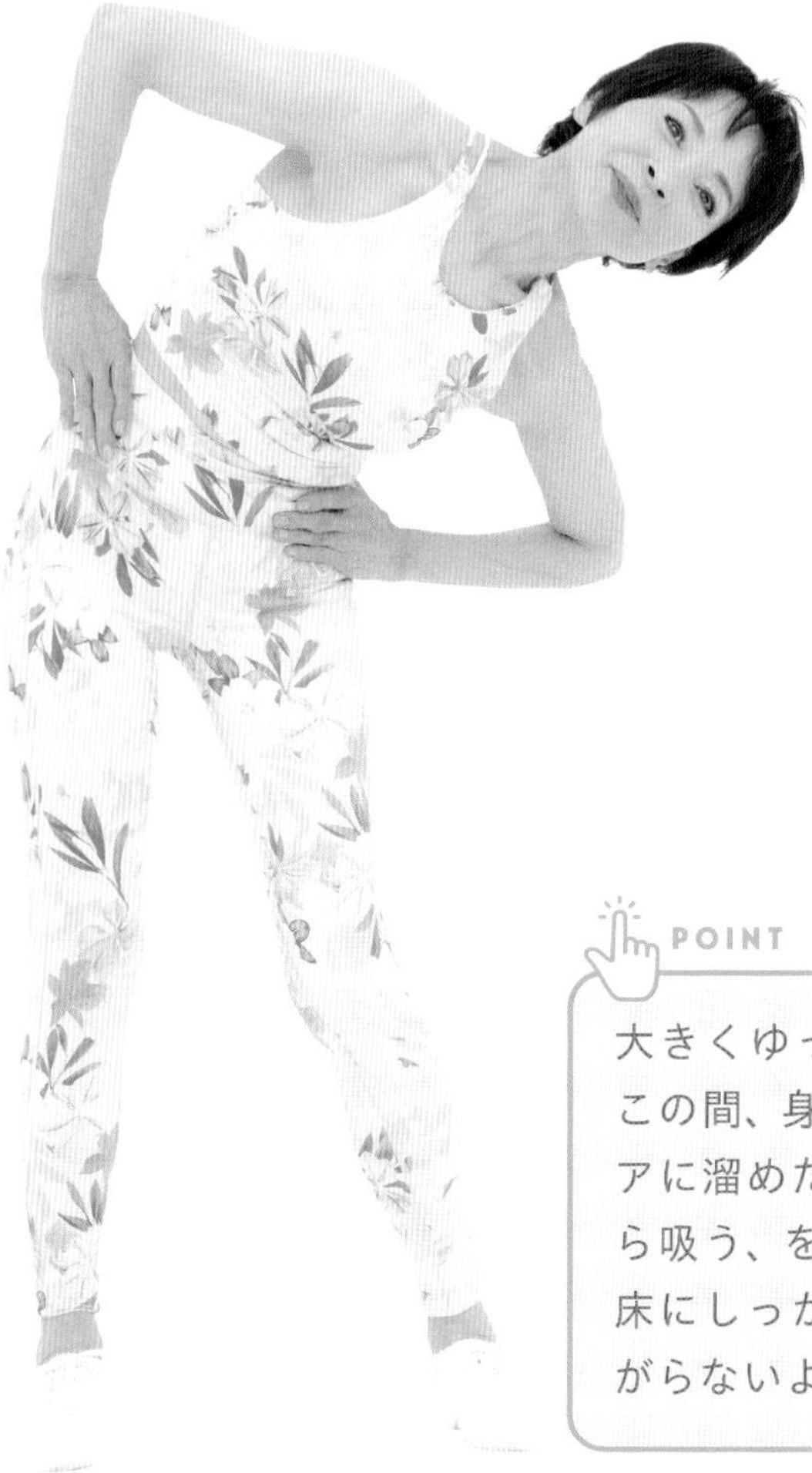

POINT

大きくゆっくりと回転させます。この間、身体の回転に合わせてコアに溜めた息を口から吐き、鼻から吸う、を繰り返します。足裏を床にしっかりつけて、かかとが上がらないようにします。

3

今度は手をへその付近に移動させ、息を足裏からコアまで吸い上げ溜める。息を吐きながらへそを中心に左に2回転。

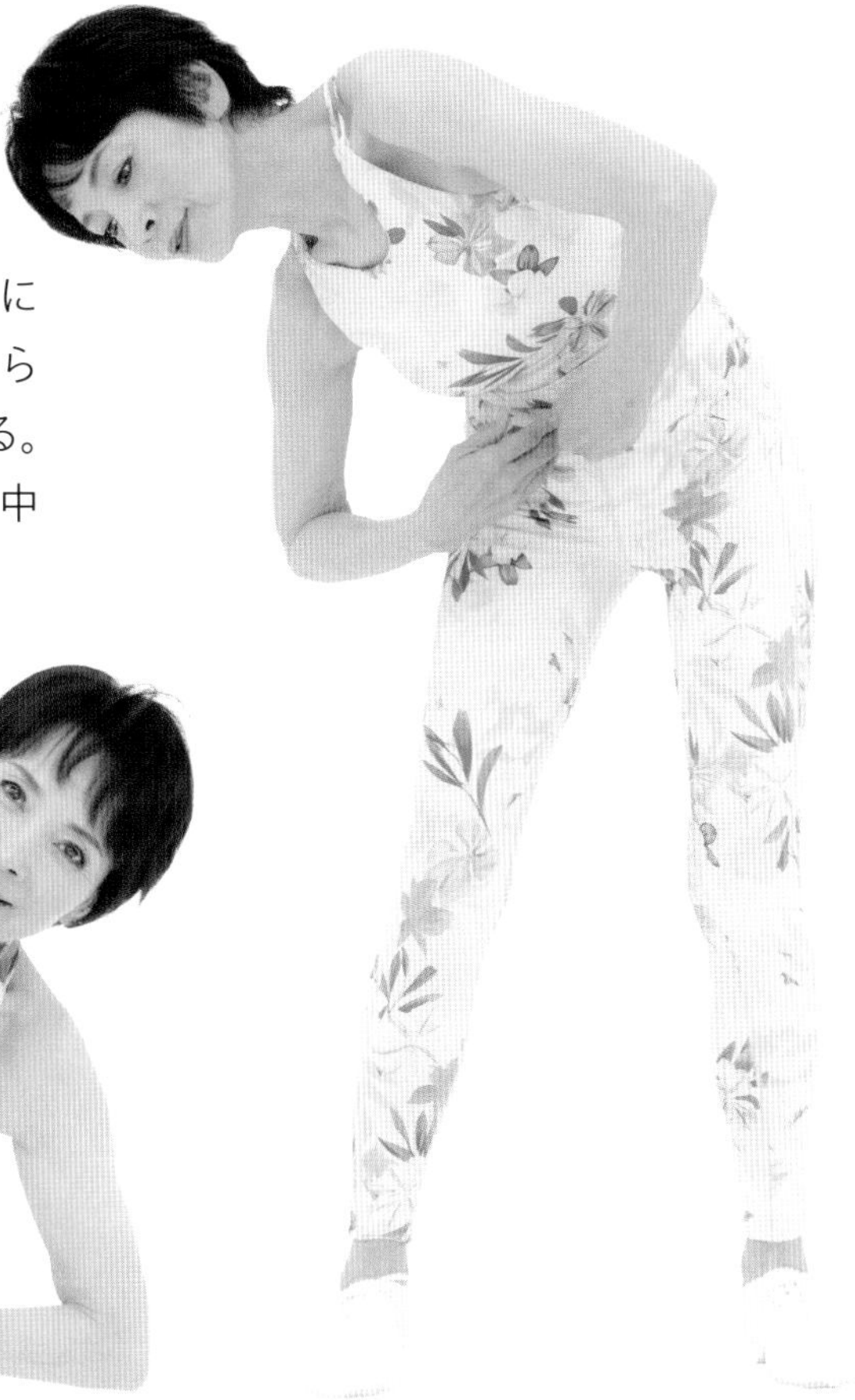

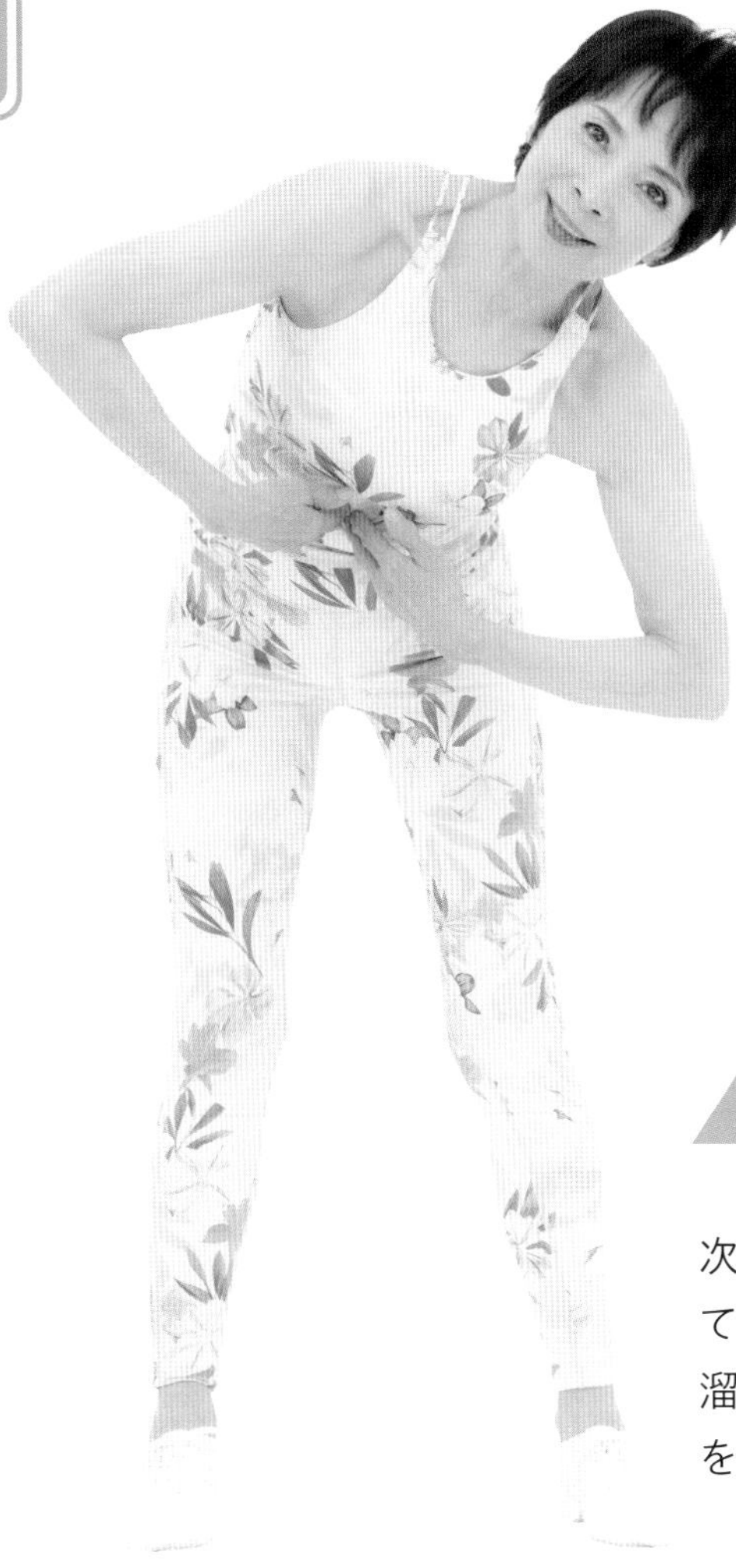

ゆっくりと
息を吐きながら
回してね！

4

次に、手をみぞおちまで上げて、息をコアまで吸い上げて溜める。みぞおちを中心に息を吐きながら、左に2回転。

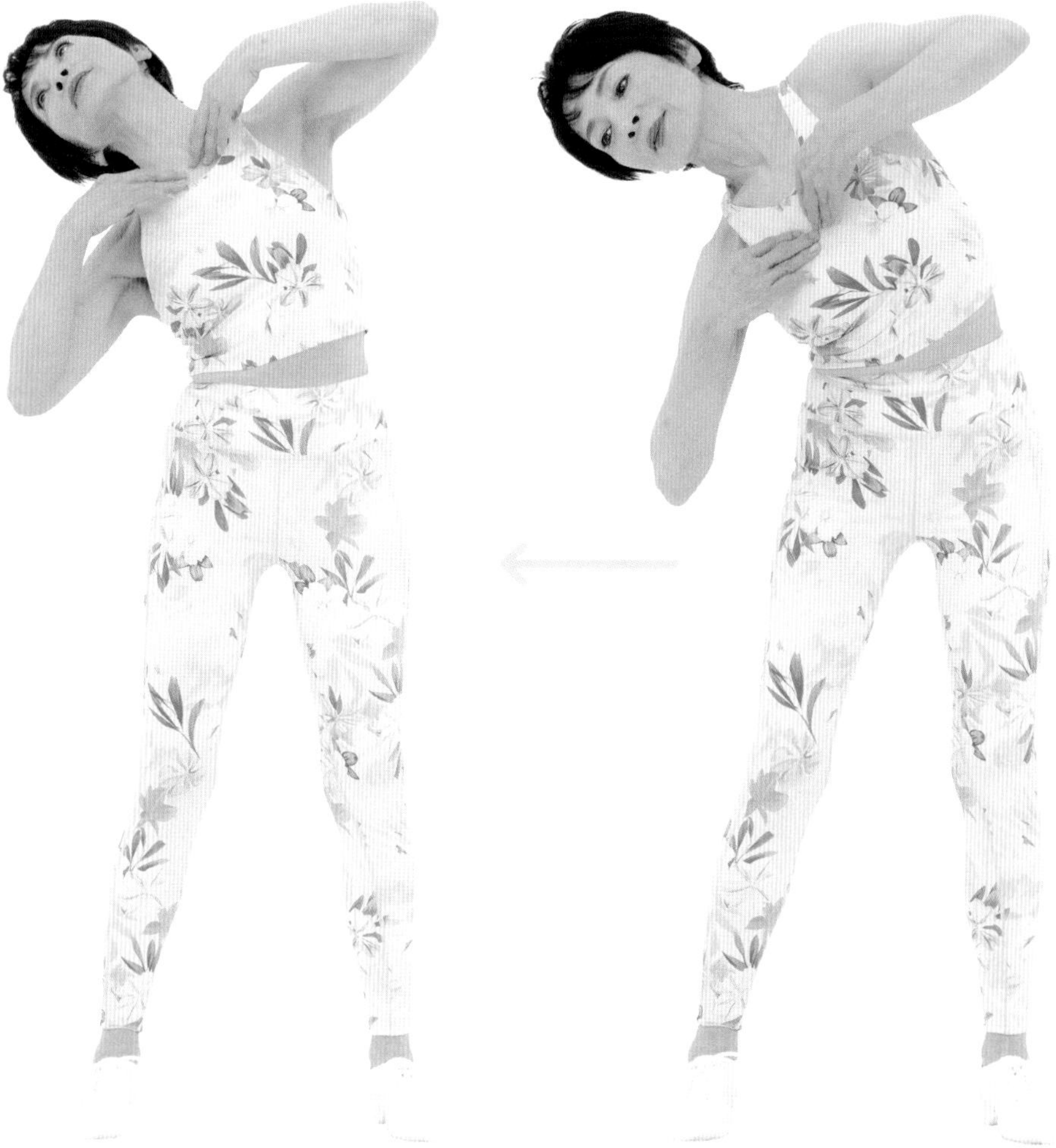

首は
大きく回して！

5

さらに、手を胸と首の付け根まで上げながら、それぞれを中心にして左に2回転。息継ぎは同様に。

6 今度は首の付け根、胸、みぞおち、へそ、腰とそれぞれを中心にして右に2回転しながら、順におろしていく。息継ぎは 同様に。

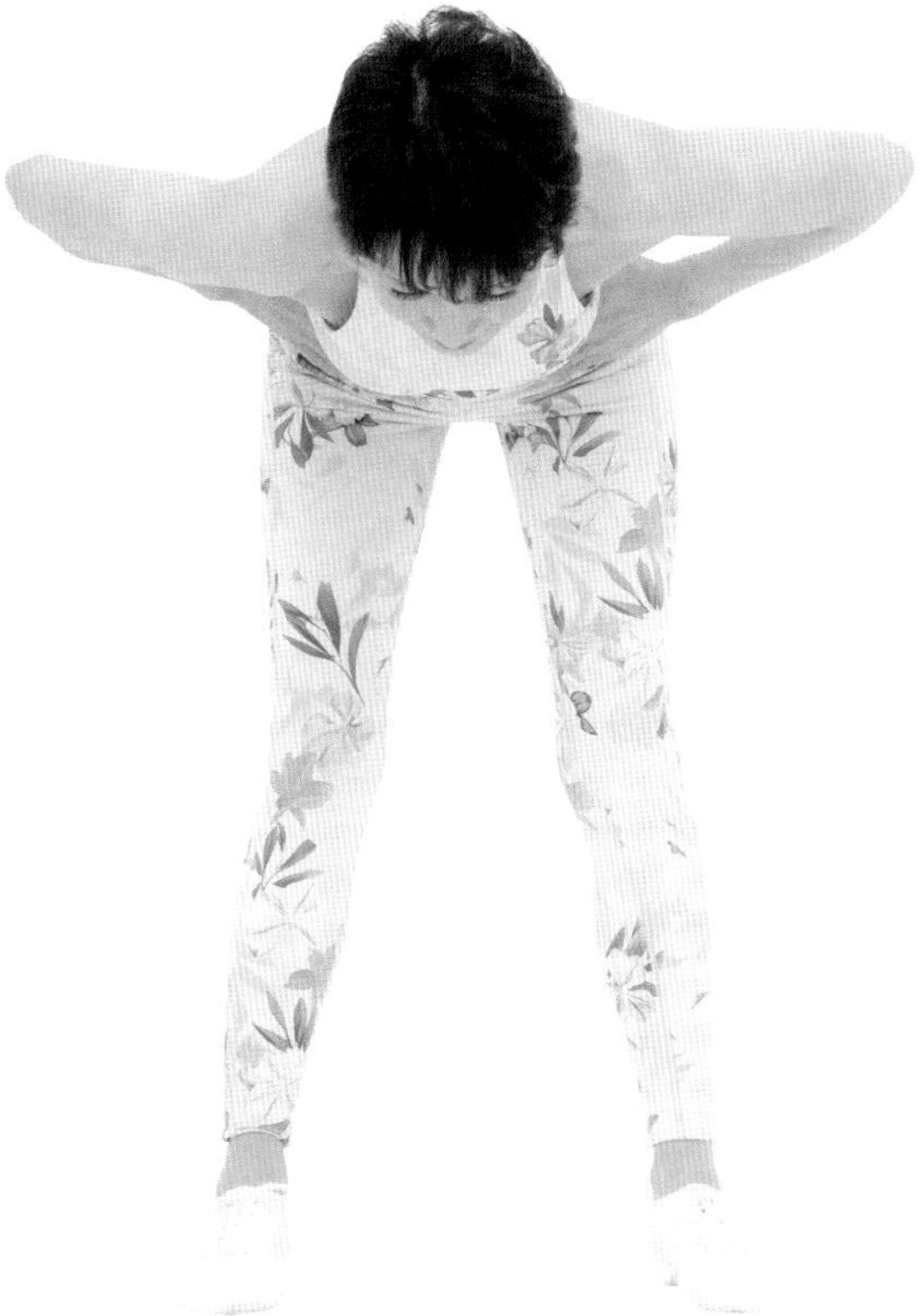

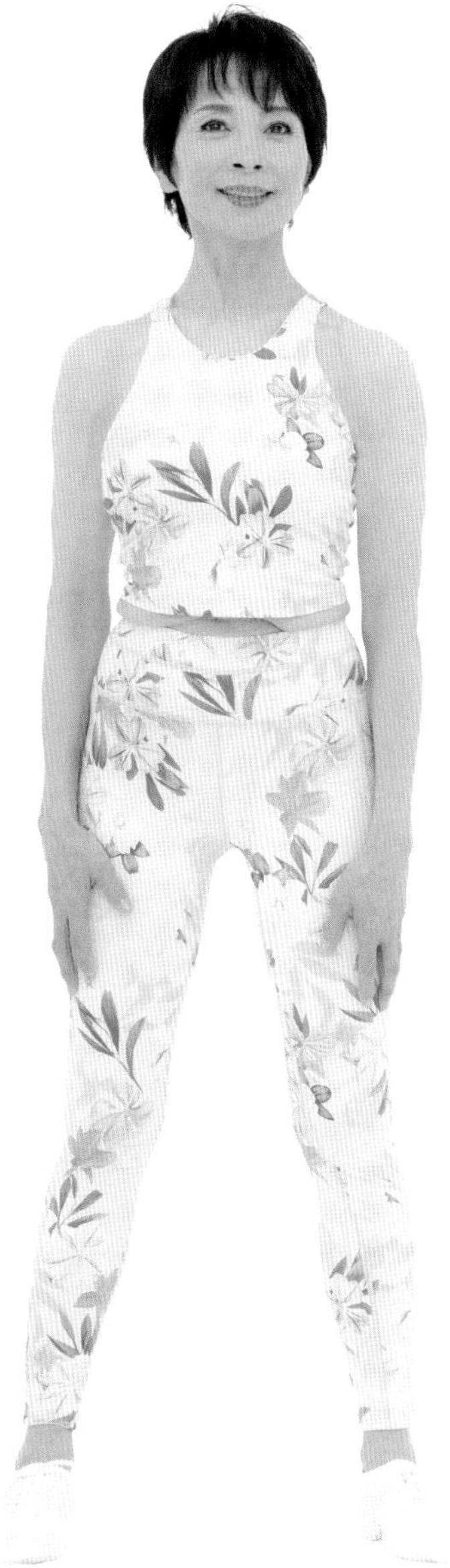

7 腰までの回転が終了したら、静かに上体を起こし、息を整える。

POINT

回転の中心を意識しながら行うことが大切です。はじめは違いを感じられないかもしれませんが、繰り返し行うことで、それぞれを中心とした回転が上手にできるようになります。

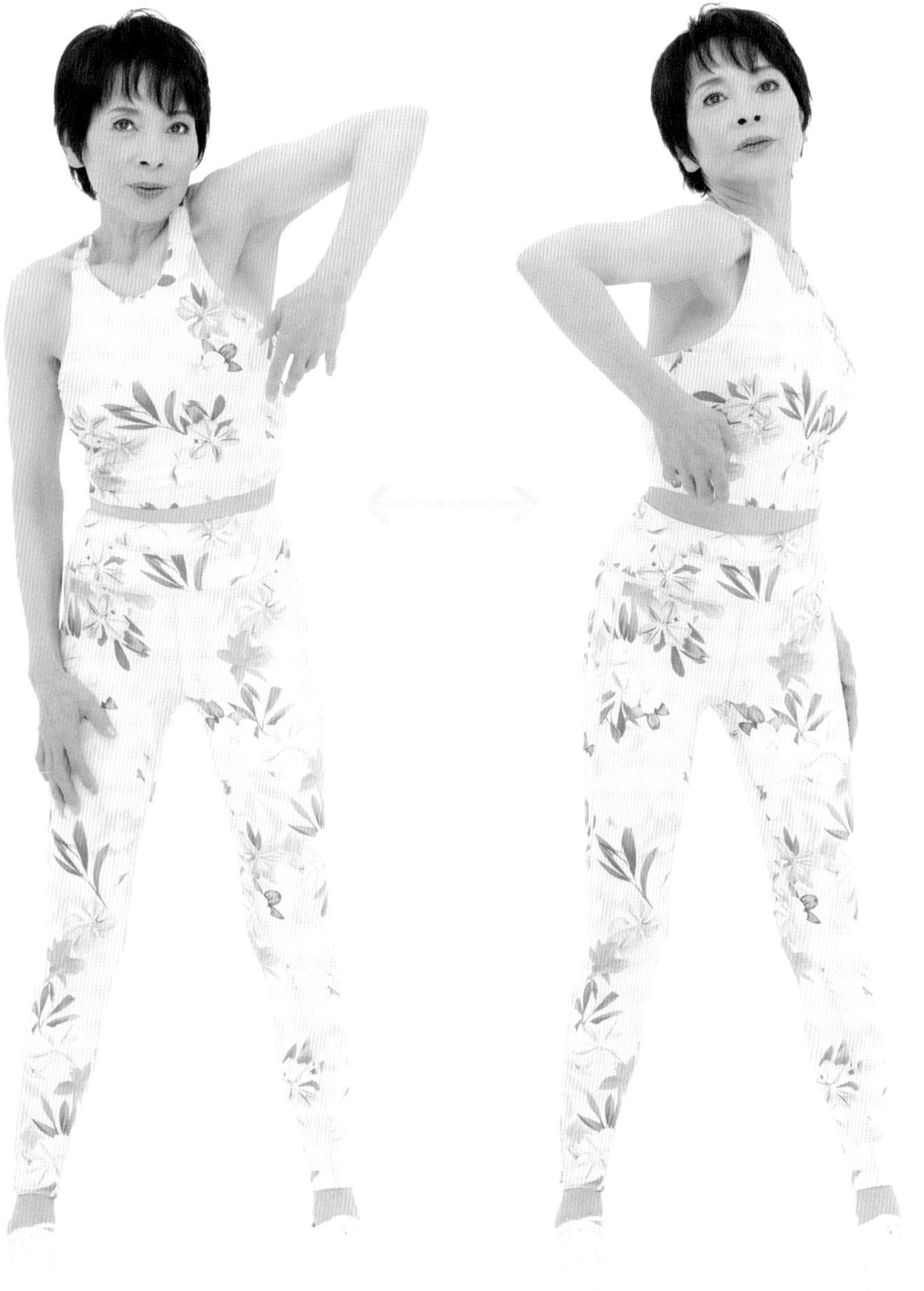

8

次に、手の力を抜いて下げ、片方ずつ交互に肩回し。前回しと後ろ回しをそれぞれ左右の腕で各４回。 呼吸は自然に。

9

元の姿勢に戻って息を整え、手を膝にそえて、膝回し。左回りと右回りで各4回。呼吸は自然に。

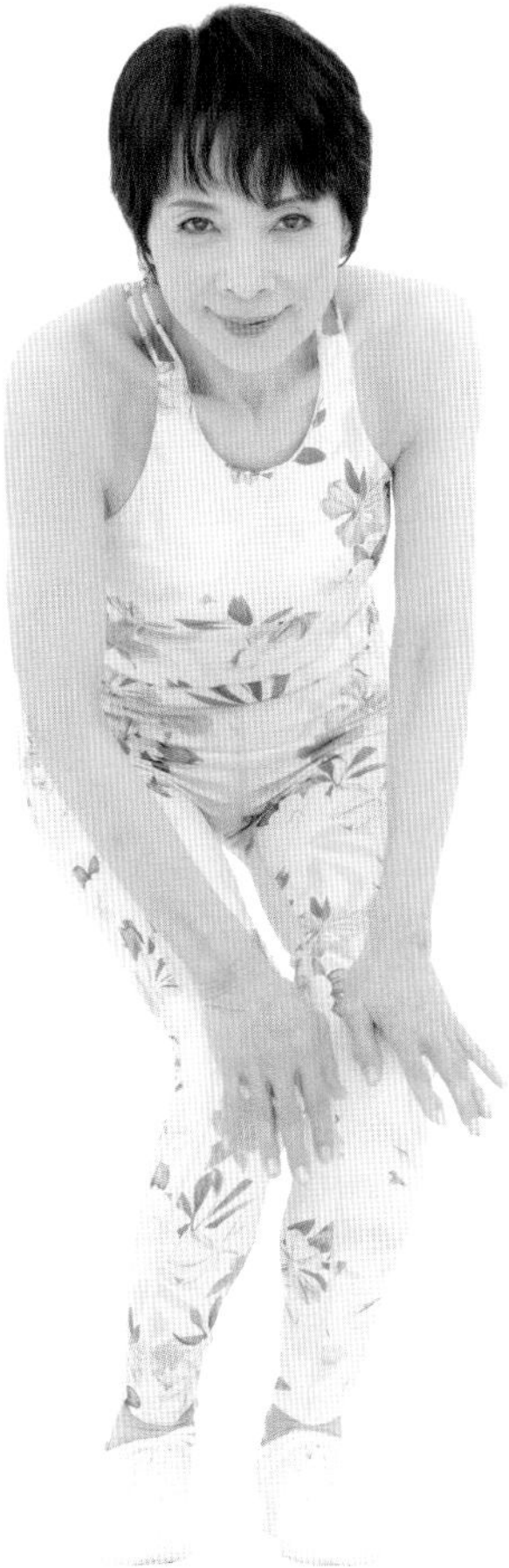

10

そのまましゃがんで膝をしっかり抱え込み、ゆったりとした呼吸で息を整える。一連の動作を連続して2回行う。

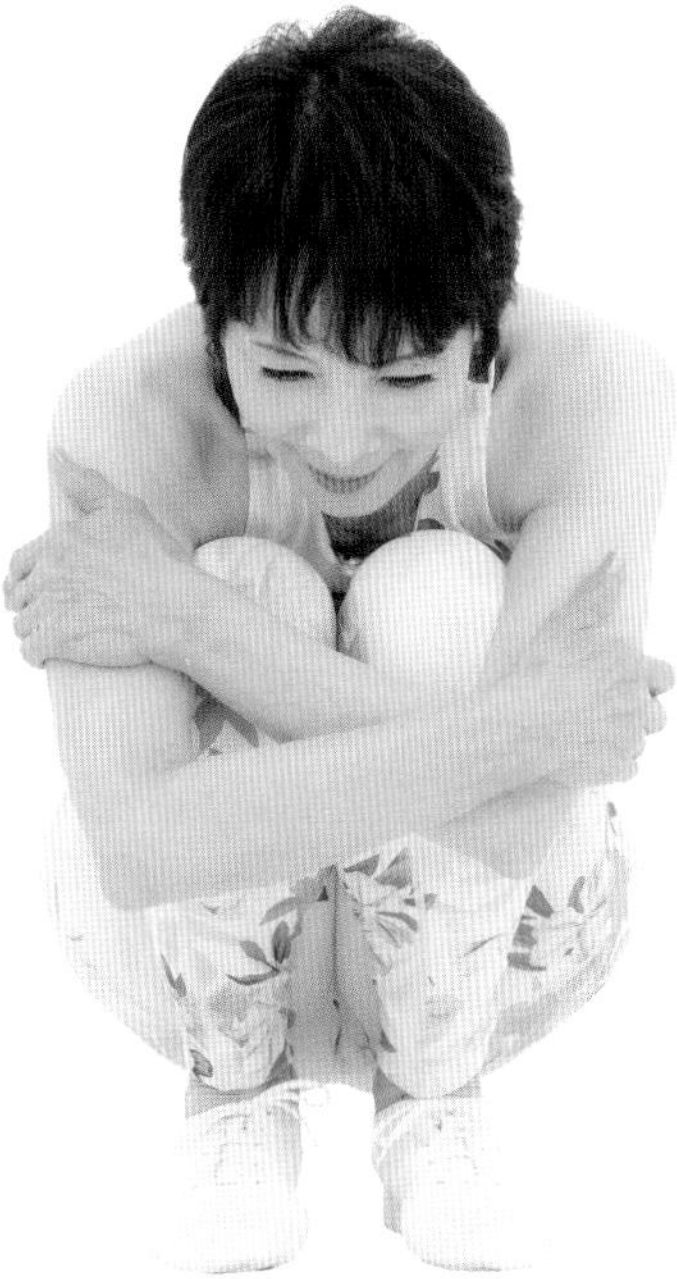

POINT

途中で息継ぎしてもよいので、なるべくゆっくり、大きく回すことを心掛けましょう。肩は肩甲骨を意識して。膝は緩めて。ただし、肩や膝に痛みがある場合は、無理せずに行ってください。また、しゃがんだ際は、かかとが床についていることが望ましいのですが、上がっても構いません。

7

ムーン&アース

Moon&Earth

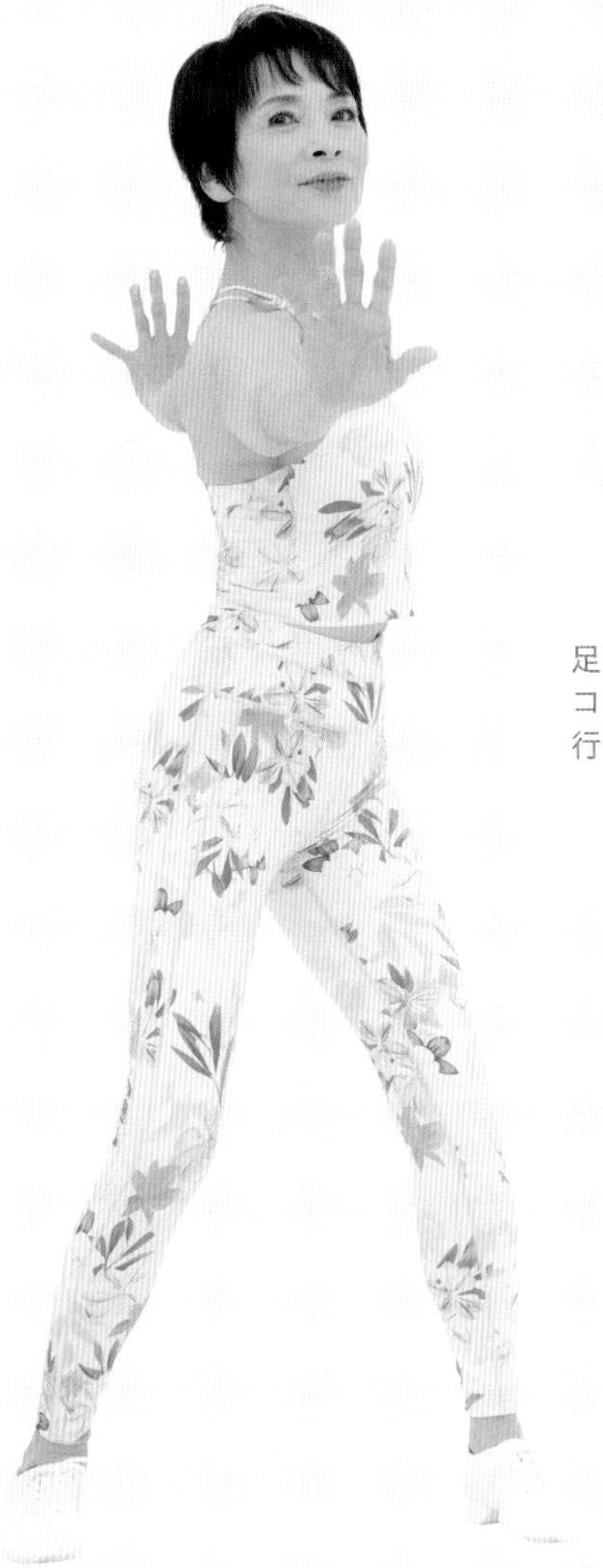

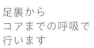

足裏から
コアまでの呼吸で
行います

動画でチェック!

ブリージング+ねじり運動。手が天と地とにそれぞれ引っ張られているかのようなイメージで身体をねじり、伸ばします。

ねじりによる適度な刺激を身体に与え、全身のバランスを整えます。また、美しい姿勢をつくります。

1

まず、肩幅より若干広く足を開いて立つ。腕は自然に下へ。

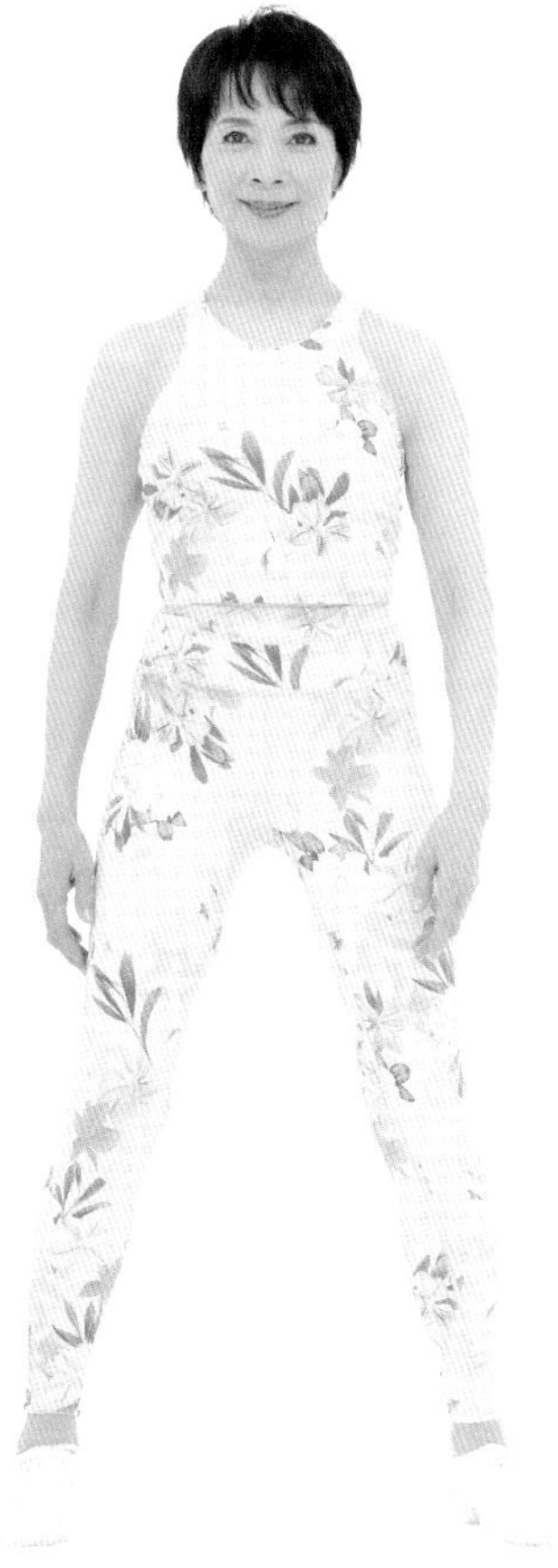

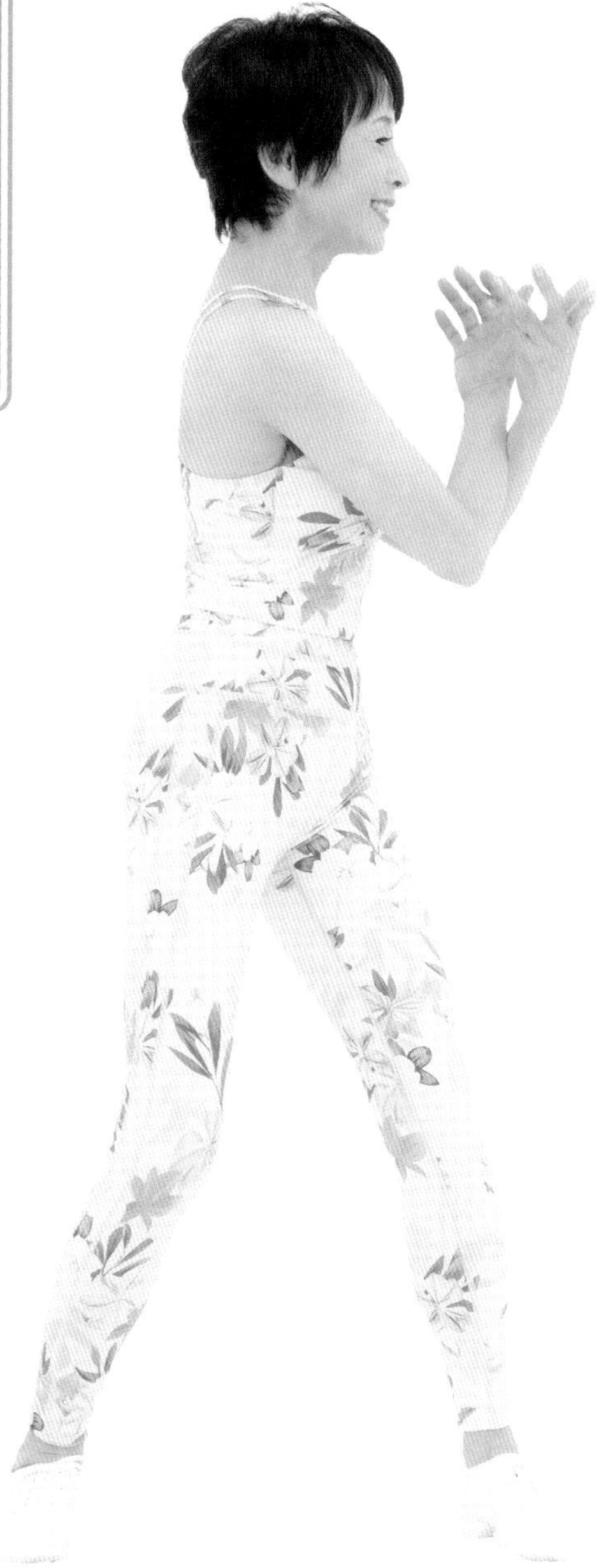

2

身体を左方向にねじって上半身を横向きに。胸の前で左右の腕を抱え込むように交差。息を足裏からコアに吸い上げ溜める。

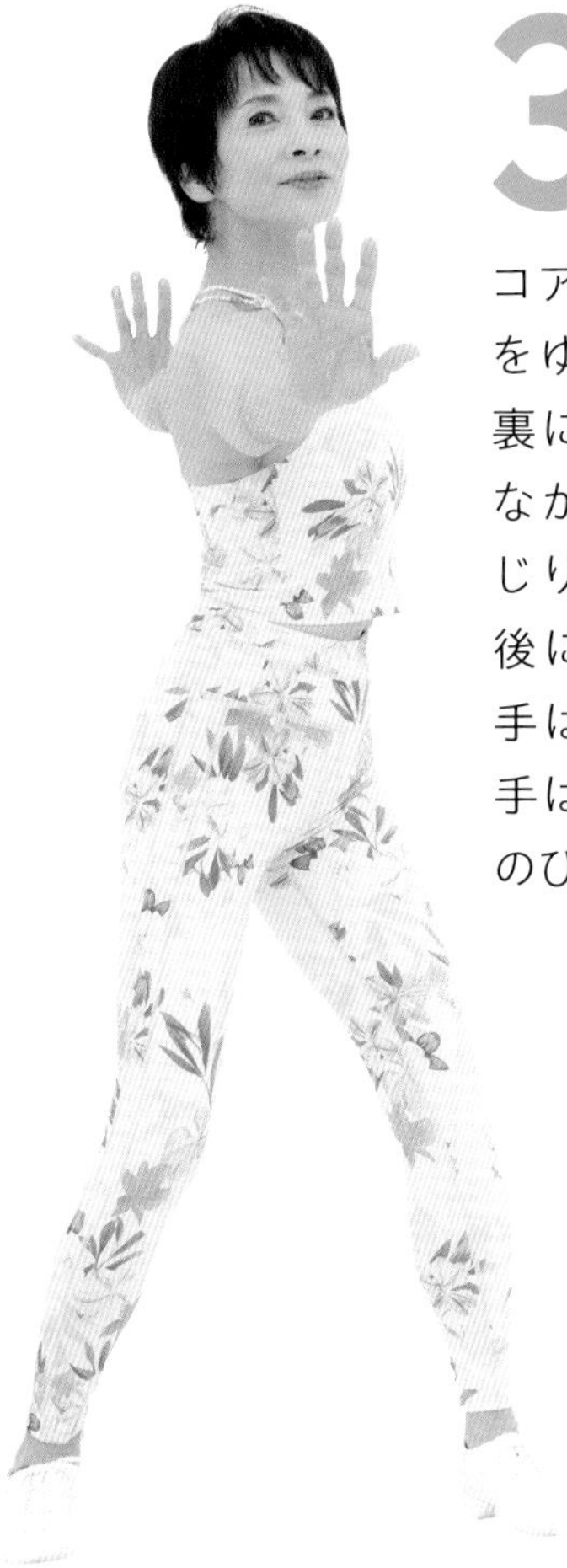

3

コアに溜めた息をゆっくりと足裏に向けて吐きながら、腕をねじり、大きく前後に広げる。右手は前方向、左手は後ろ方向にのびのびと。

4

2～3と逆の動き。左手は前方向、右手は後ろ方向に。左右で各4回。

POINT

前後に腕を伸ばしたときに、前に出した腕と後ろに伸ばした腕は一直線になるように意識します。ただし、力を込めて伸ばすのではなく、自然と伸びる範囲で行います。また、掌は起こして開きます。肩に力が入らないように注意しましょう。

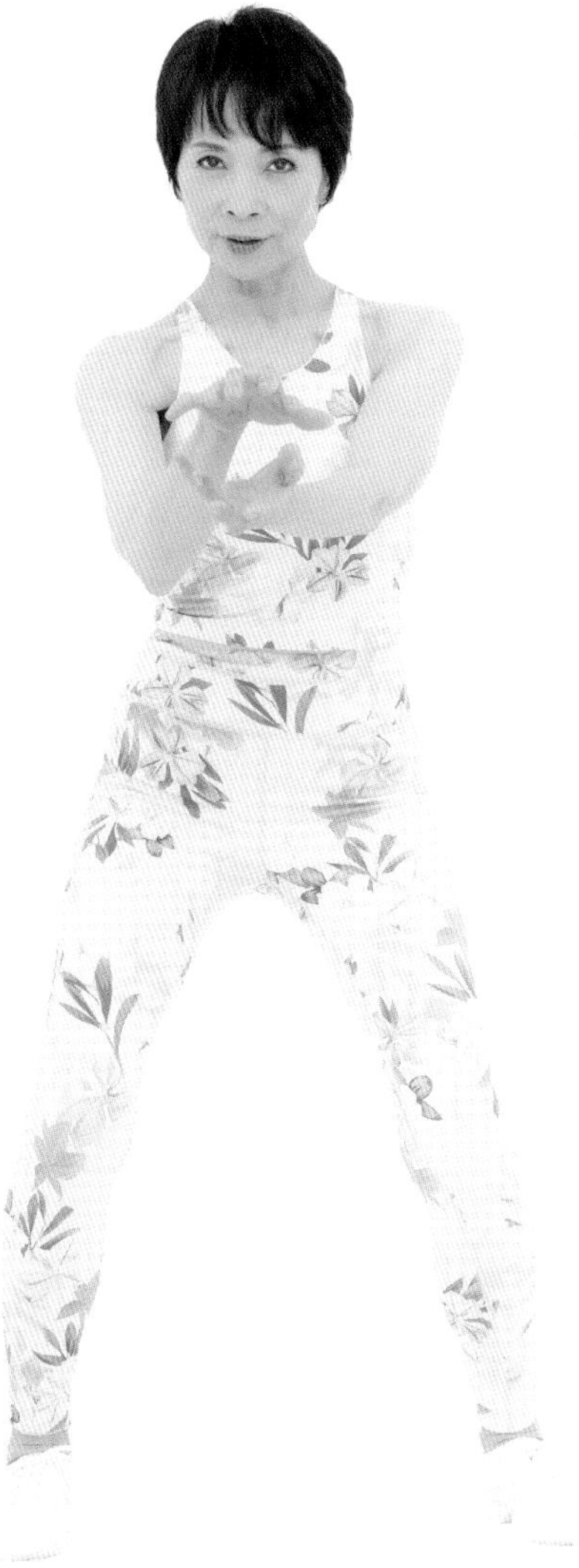

5 両掌を前後に広げた状態で、まず掌を上に向ける。息を足裏からコアまで吸い上げ、同時に右手を上に上げる。

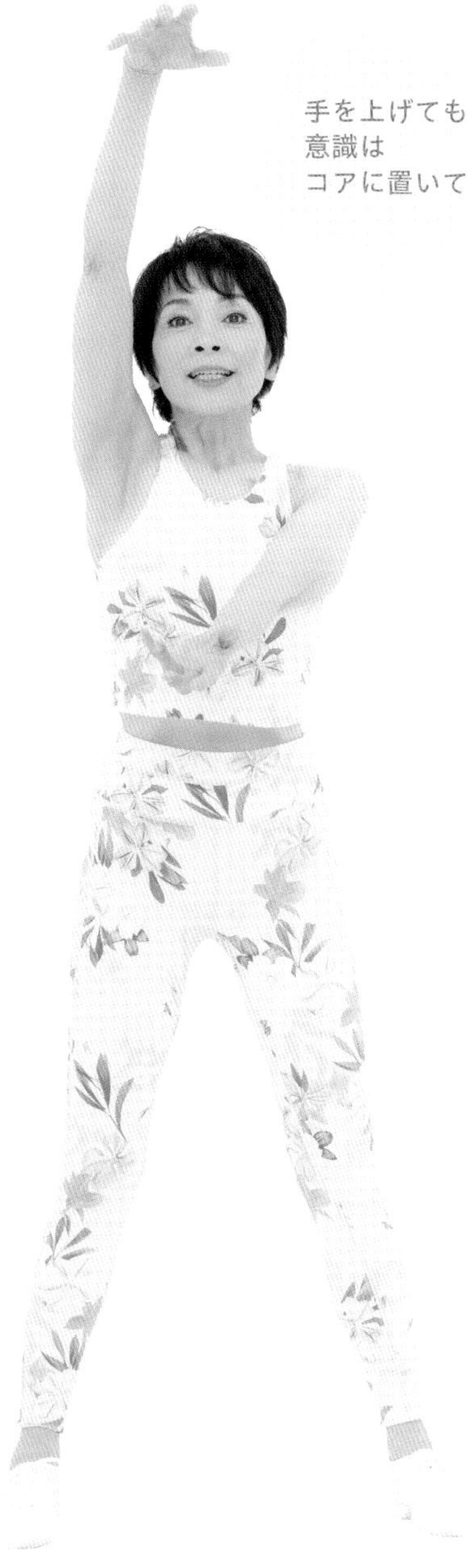

6 息を吐きながらクロールのように手を前方に押し出してゆく。このとき、左掌は胸の前で上を向いた状態。

7

次に、左手を上げながら息を足裏からコアまで吸い上げ溜めて、同様の動きを。左右各4回。

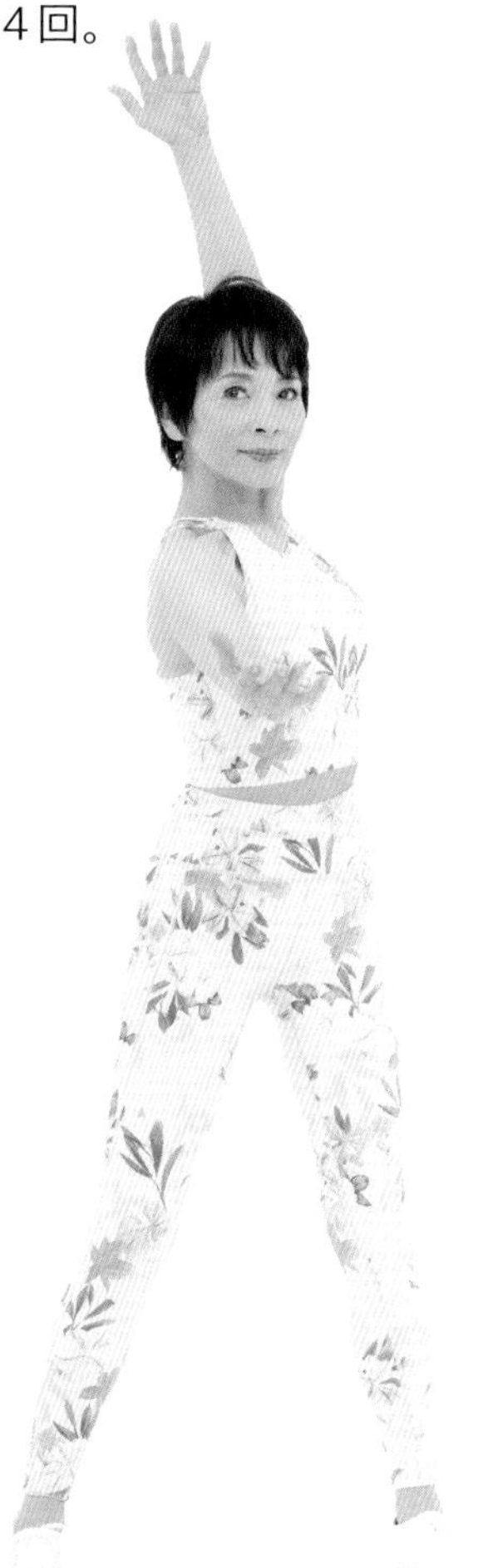

8

さらに、息を吐きながら相撲の突き押し(テッポウ)のように腕を前に突き出し、息を吸いながら戻す。反対の腕も同様に行う。

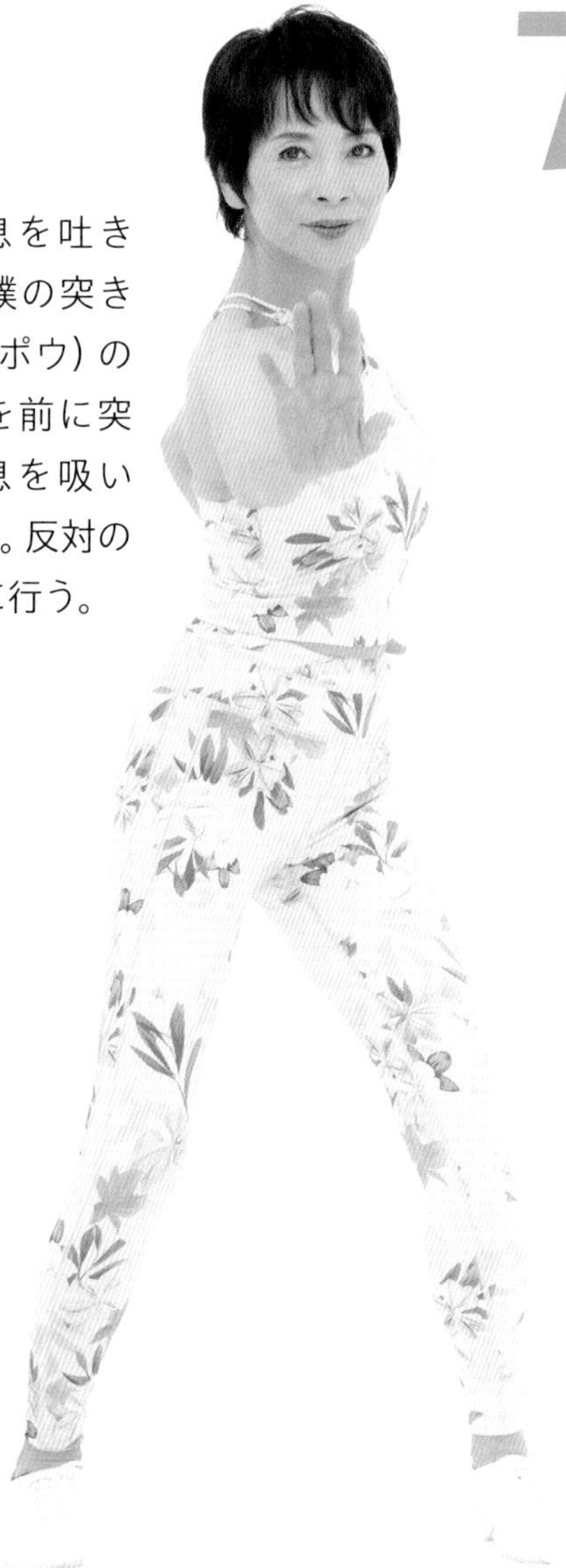

POINT

このとき、左右の腕はお腹の前で交差させるように突き出します。また、前に出す腕は掌を正面に向け、もう一方の腕は肘を曲げ、軽く後ろに引きます。脇は開かず閉じたままです。

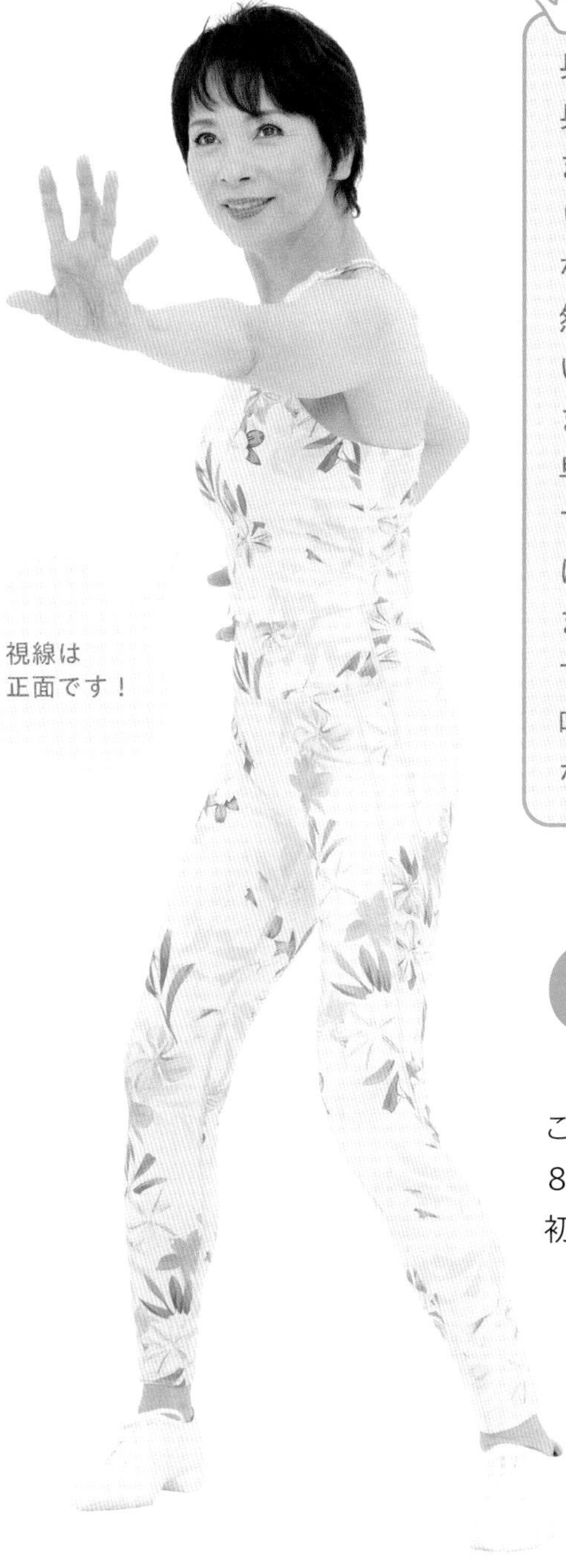

POINT

身体の向きを意識して、上半身をしっかりとねじります。また、腕は動かしながらねじります。上半身の動きに負けないように大地に力強く悠然と立ち、グラつくことのないように注意します。

また、今回のような比較的素早い動きの際の呼吸であっても、コア呼吸を意識します。はじめは深い呼吸にはなりませんが、繰り返しレッスンすることで徐々に１回の呼吸が短時間であっても深くなっていきます。

9

この動作を左右交互に8回。一連の動きを最初から2回繰り返す。

8
スワイプ
Swipe

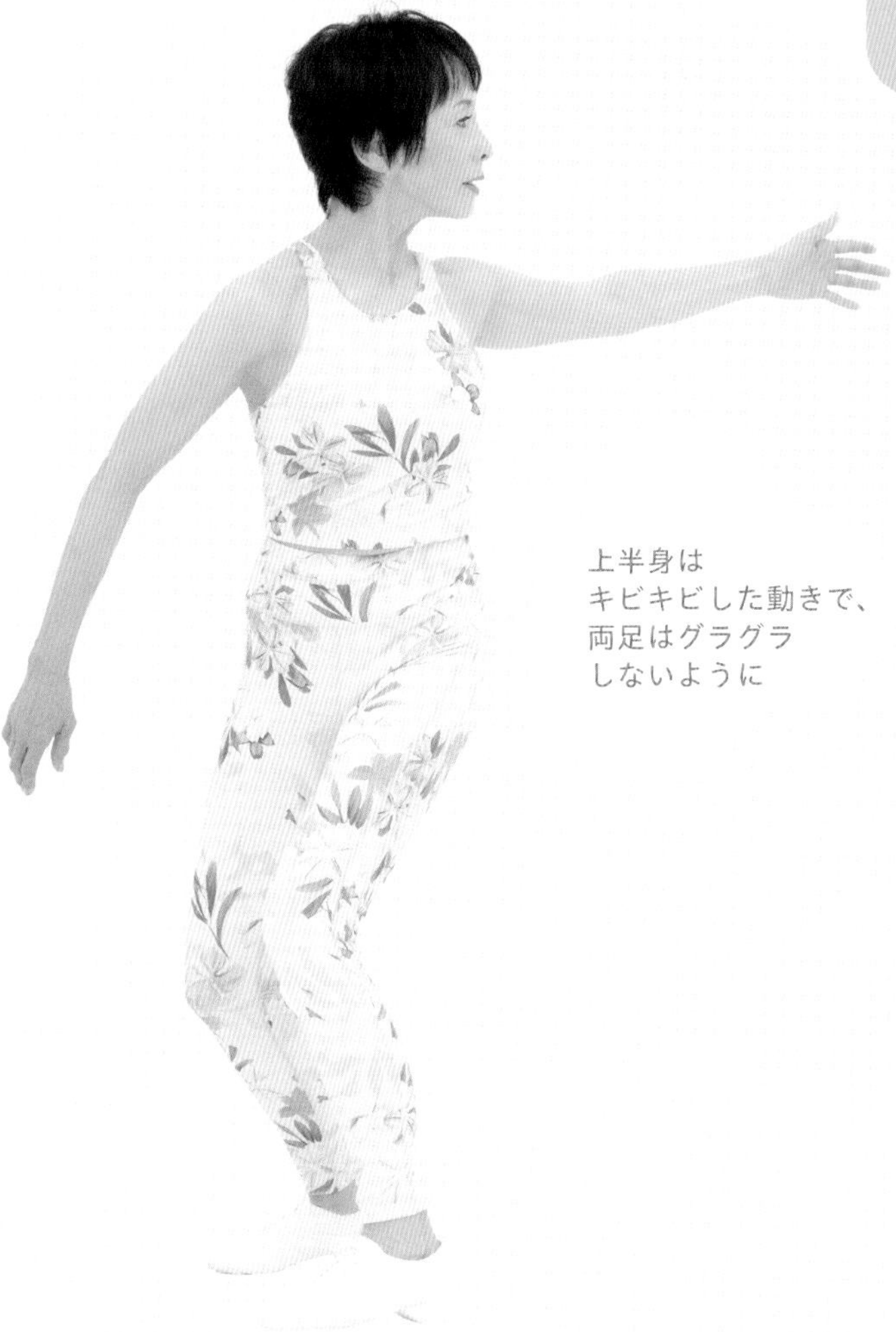

上半身は
キビキビした動きで、
両足はグラグラ
しないように

動画でチェック！

ブリージング+補強運動。空気の感触が分かる柔らかい動きと、素早い動きの組み合わせ。
　この運動は、敏捷性や瞬発力を高めます。反射神経が鍛えられ、転倒などの事故から身体を守ることにもつながります。

1 まず、肩幅よりやや広めに足を開いて立つ。腕は自然と下へ。そのままの状態で息を足裏からコアまで吸い上げ溜める。

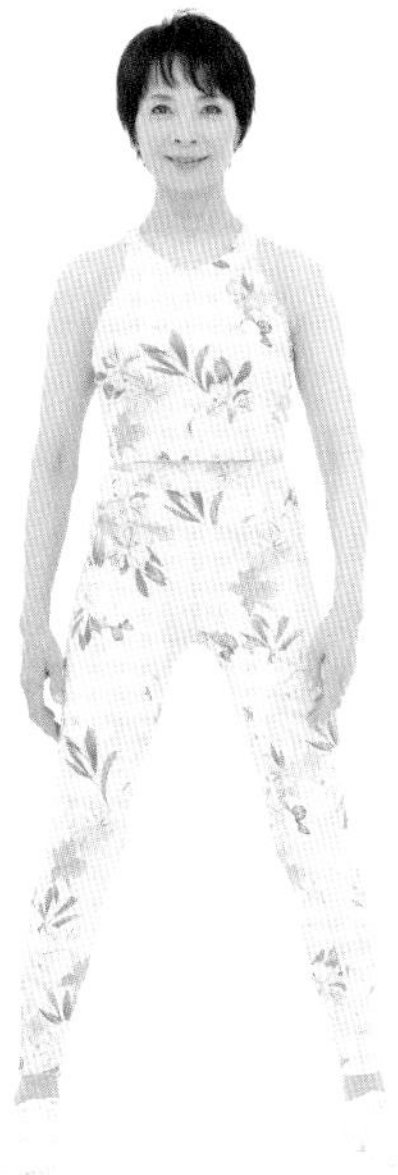

2 コアに溜めた息を足裏に吐きおろし、再びコアまで息を吸い上げ、息継ぎと同時に打ち寄せる波を切り裂くように左手を大きく振る。

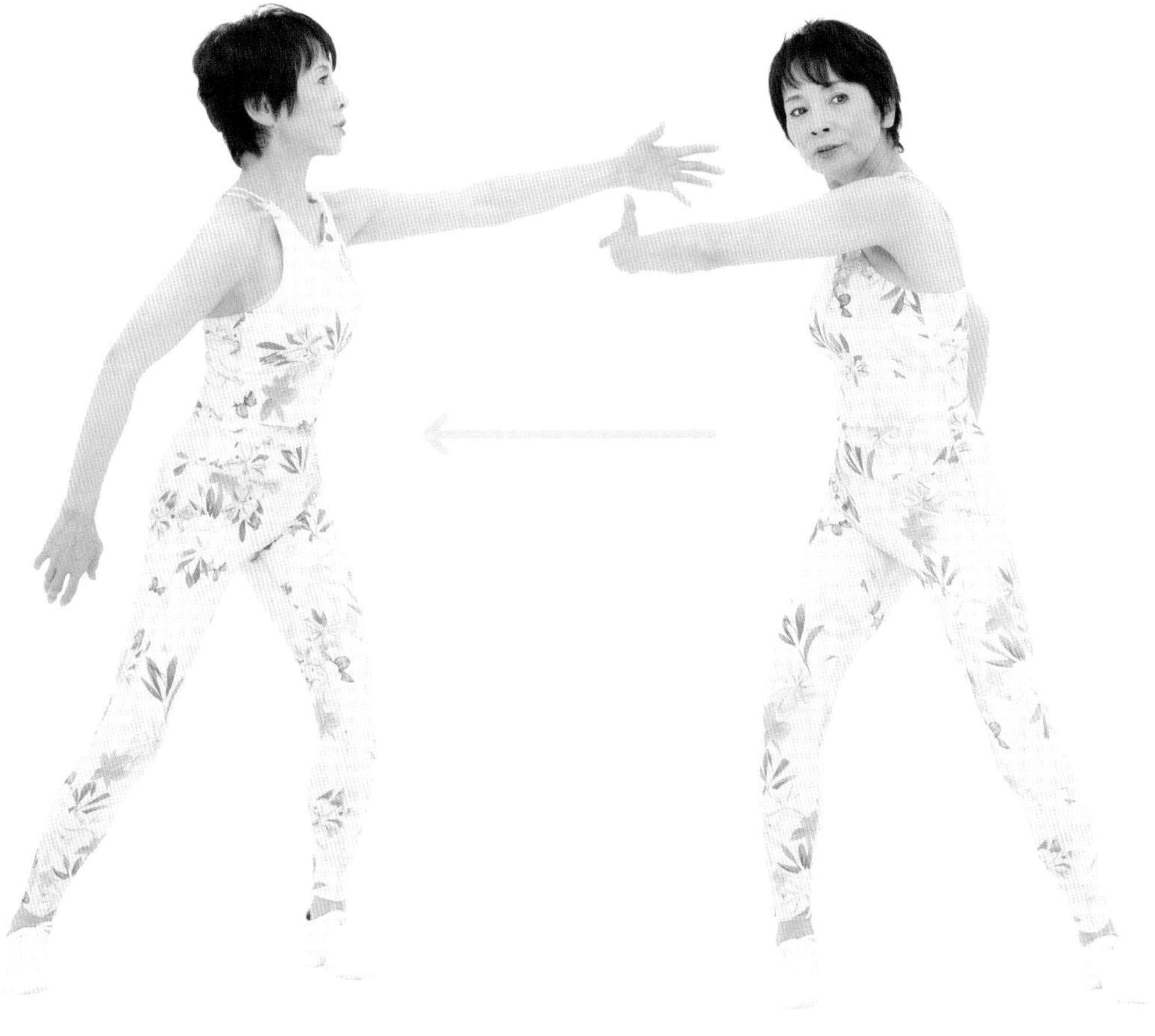

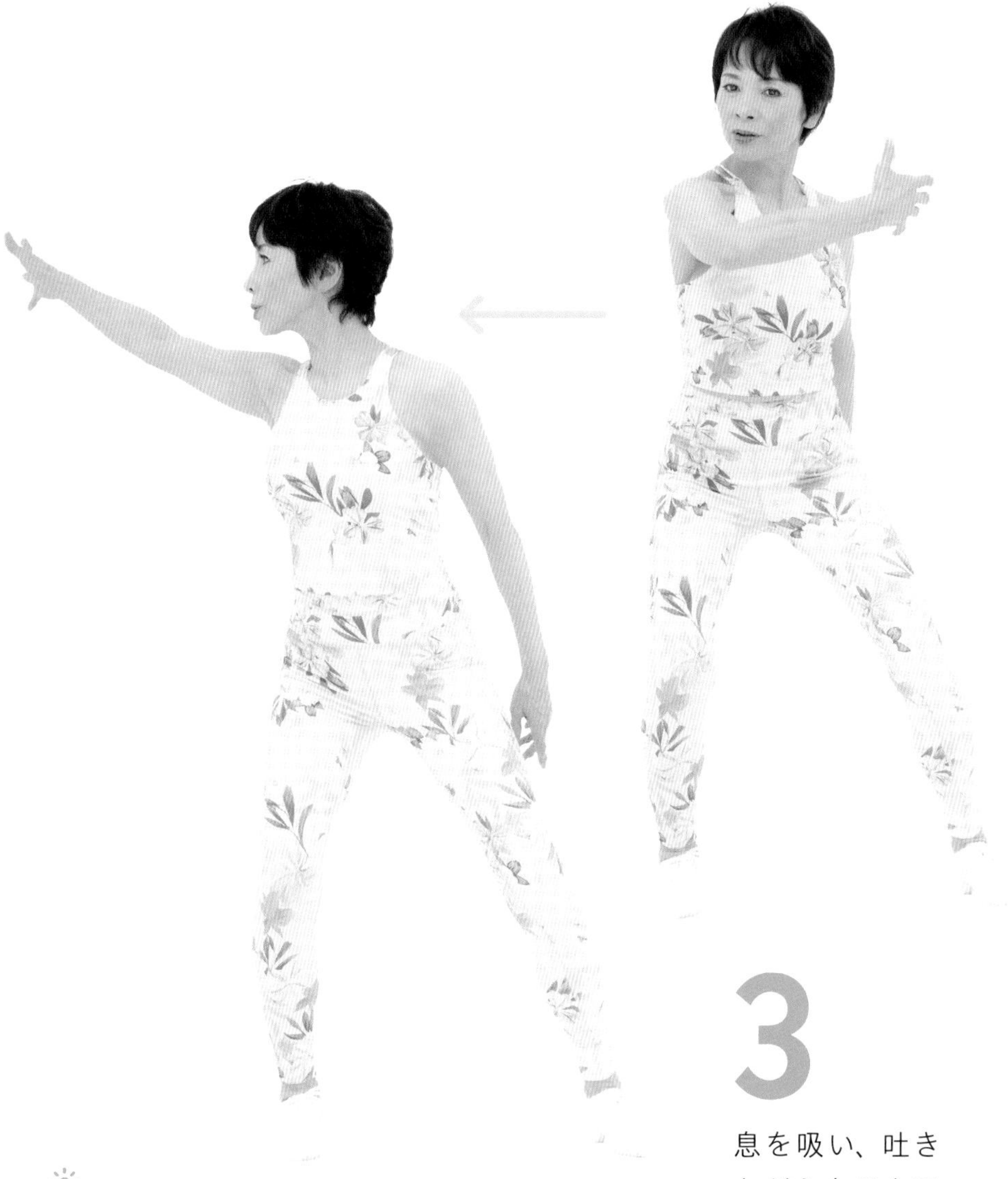

3

息を吸い、吐きながら右手も同様の動きで、交互に左右各8回。

POINT

さながら正面からやって来た波を切り裂くようなイメージで行います。腕は反対側から勢いよく空を切ります。敏捷性を高めることも目的ですから、可能な限り素早く行います。家具などに手を打ちつけないよう、広い場所を選んで行ってください。

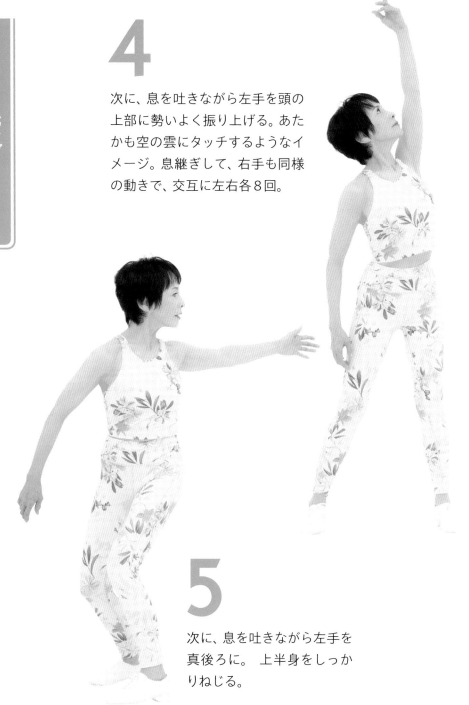

4

次に、息を吐きながら左手を頭の上部に勢いよく振り上げる。あたかも空の雲にタッチするようなイメージ。息継ぎして、右手も同様の動きで、交互に左右各8回。

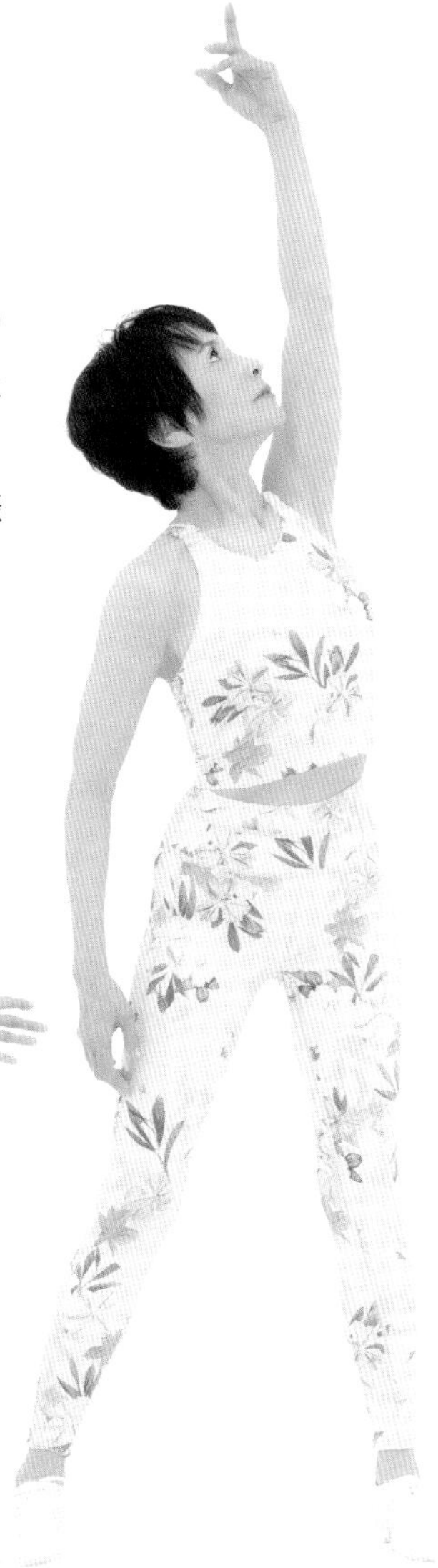

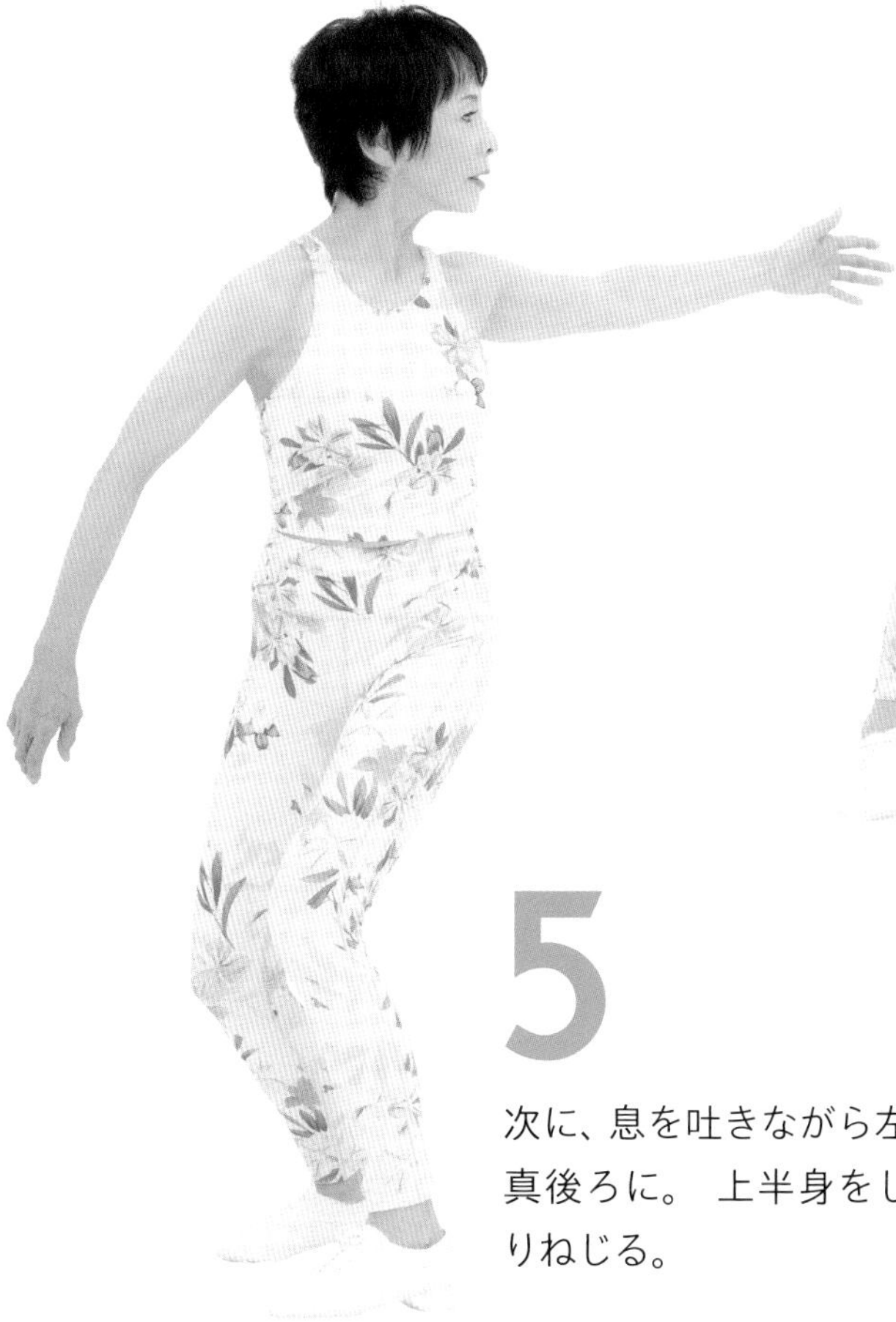

5

次に、息を吐きながら左手を真後ろに。 上半身をしっかりねじる。

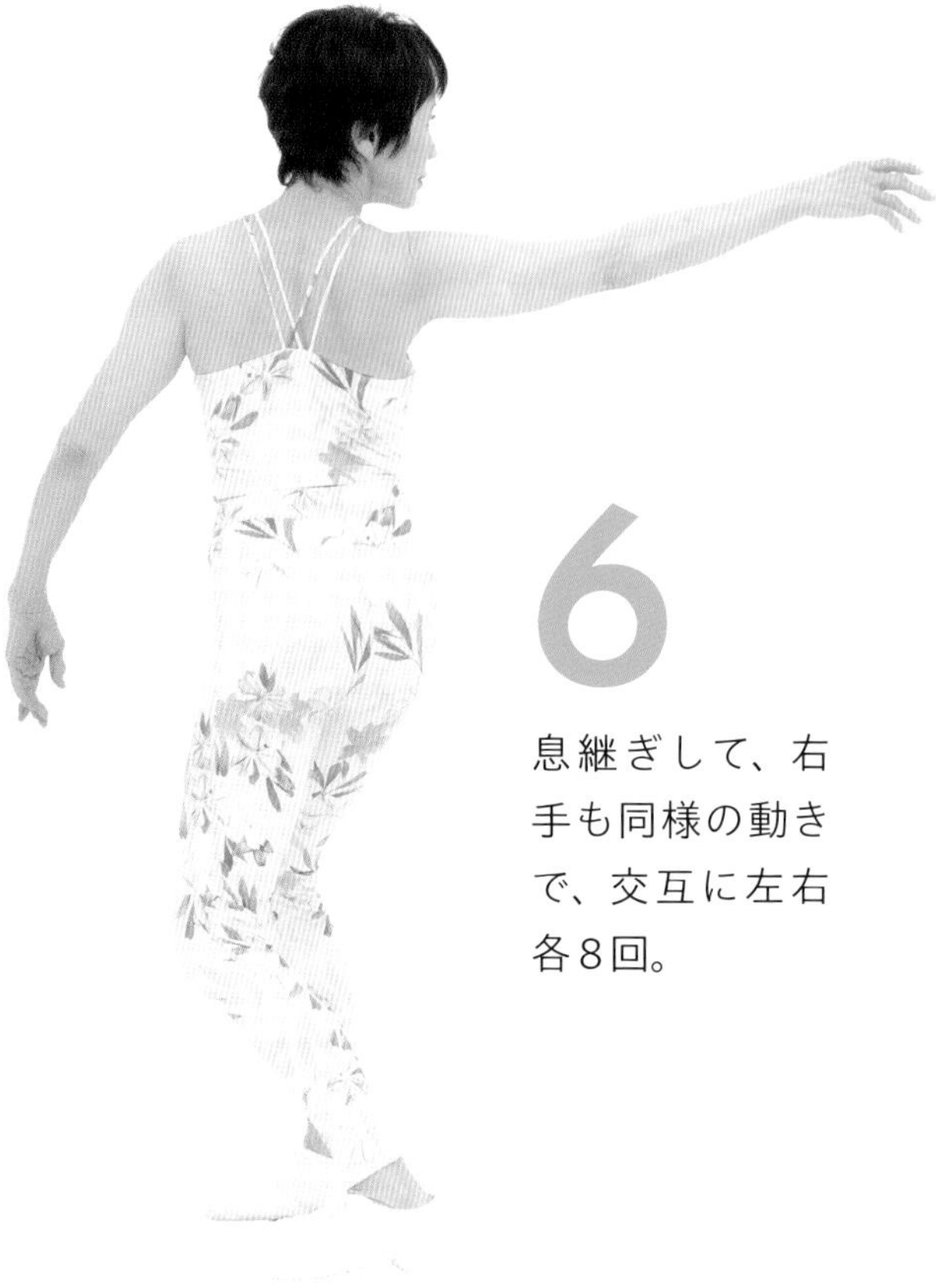

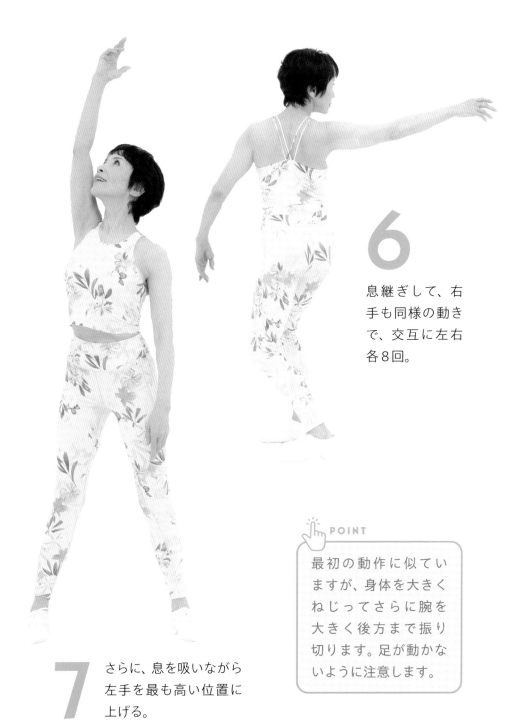

6

息継ぎして、右手も同様の動きで、交互に左右各8回。

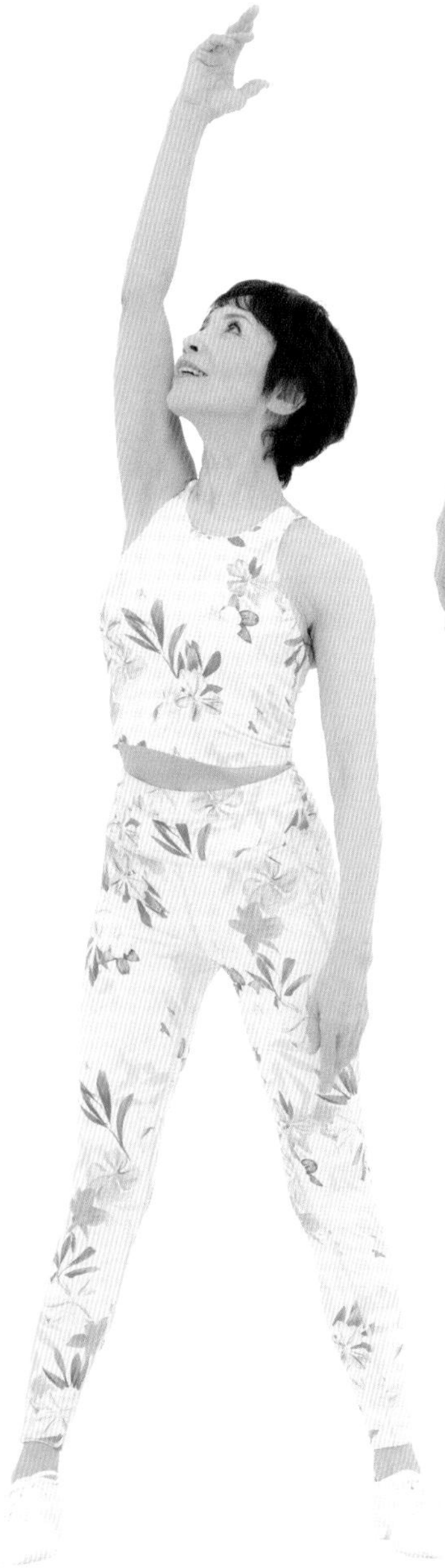

7

さらに、息を吸いながら左手を最も高い位置に上げる。

POINT

最初の動作に似ていますが、身体を大きくねじってさらに腕を大きく後方まで振り切ります。足が動かないように注意します。

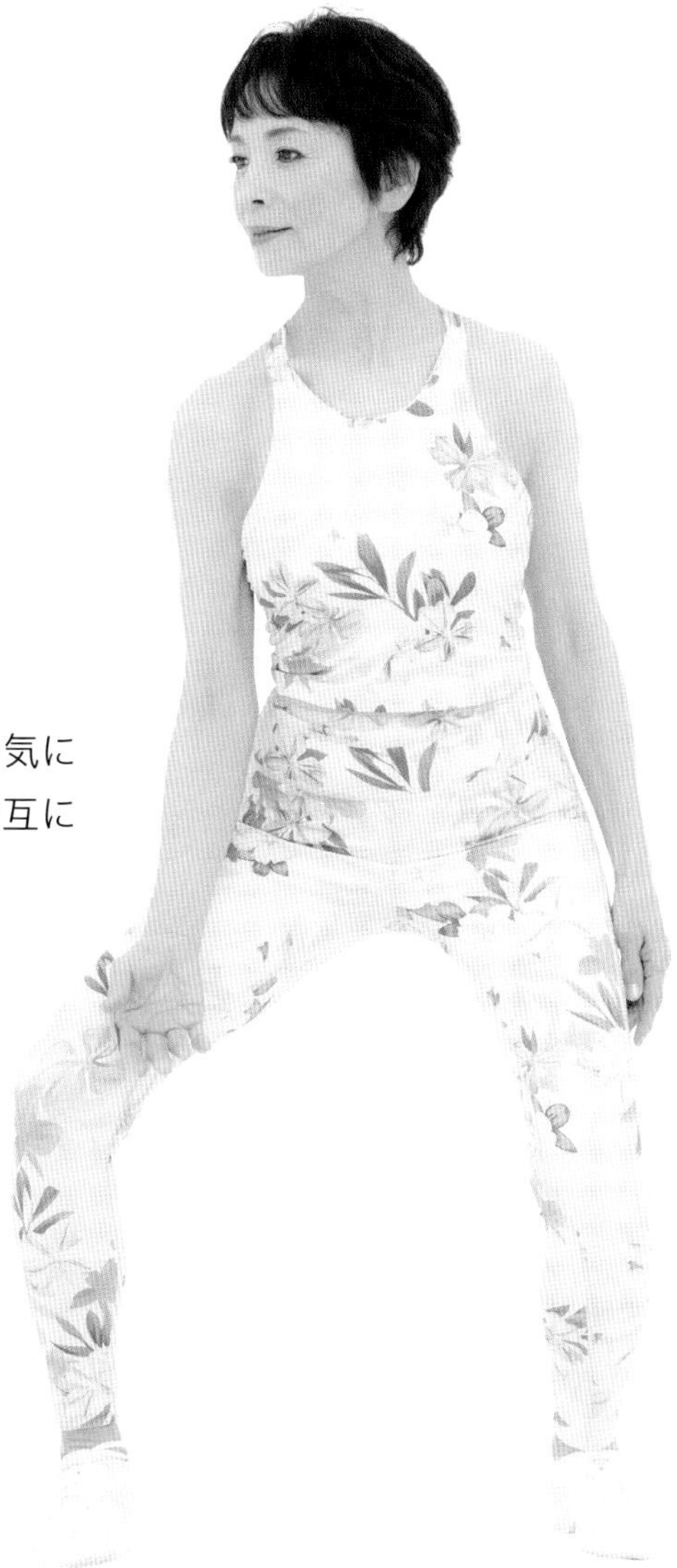

8

息を吐きながら、一気にストンとおろす。交互に左右各4回。

POINT

膝を少し前に出して、手をももに落とすようなイメージで行います。いずれの動きも素早い動きが求められます。必然的に、息を吸い込む時間は短くなりますので、一気に深く息を吸い込むよう心掛けます。これにより、「ミルキーウェイ」同様に素早い動きの中でもコア呼吸ができるようになるためのトレーニングにもなります。

9

スペース・ウォーク

Space Walk

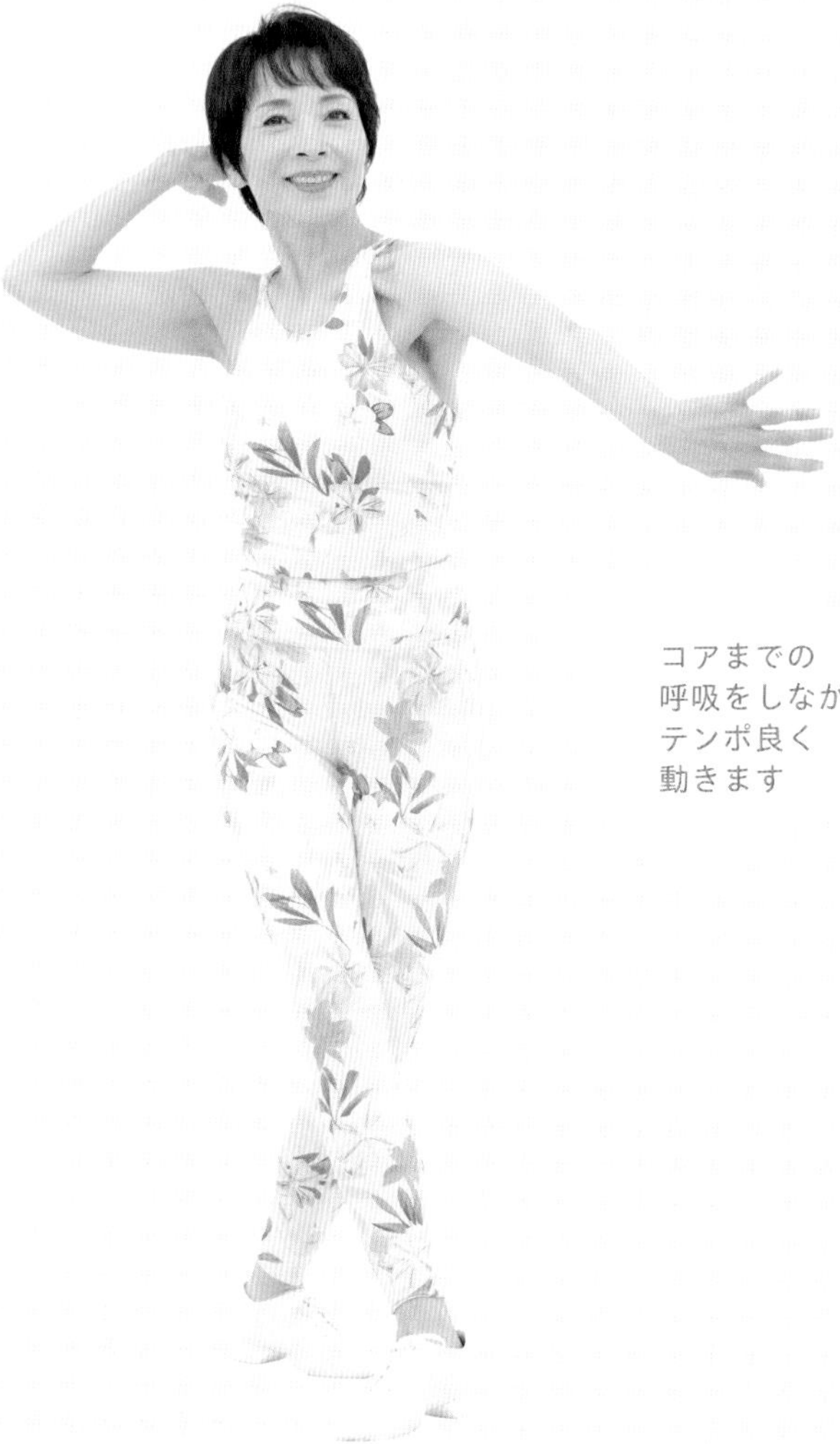

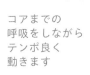

コアまでの
呼吸をしながら
テンポ良く
動きます

動画でチェック！

ブリージング＋クールダウン。あたかも宇宙遊泳をしているようなイメージで行います。

リズミカルにテンポ良く動きます。腕のラインを美しく引き締めます。また、ブリージング全体を行ったときの仕上げの役割も果たしますので、特に最後のブリージングはゆっくりと丁寧に行います。

1

まず、足を肩幅に開いて立つ。その状態でコアまでのブリージングをし息を溜める。

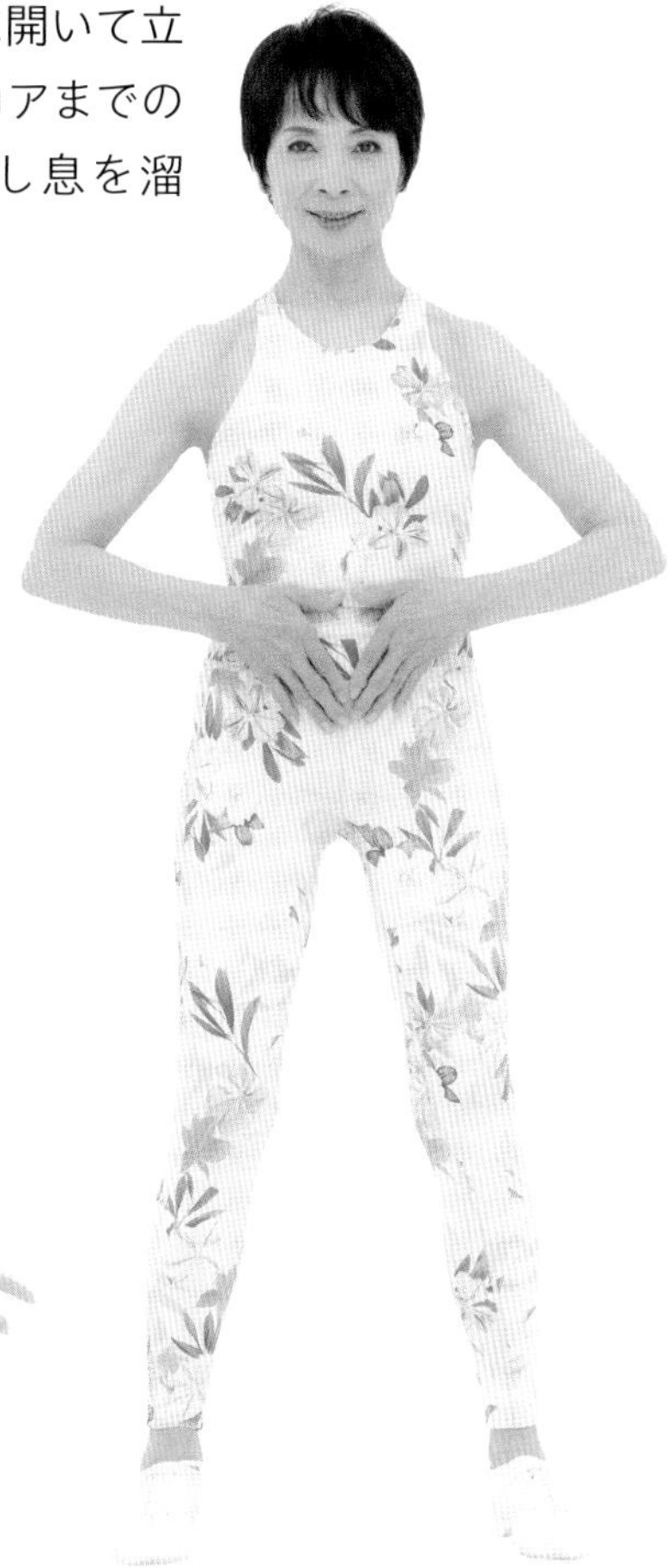

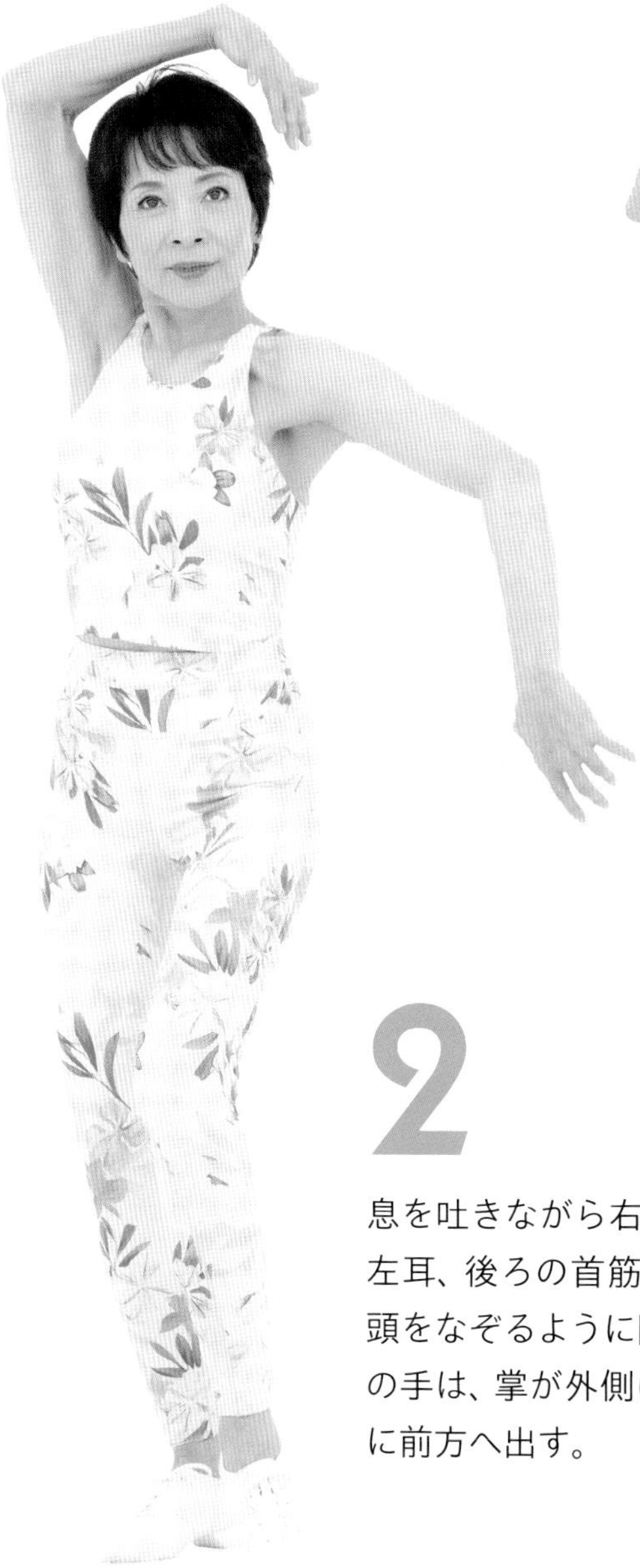

2

息を吐きながら右手で左頬、左耳、後ろの首筋、右耳、と頭をなぞるように回す。一方の手は、掌が外側に向くように前方へ出す。

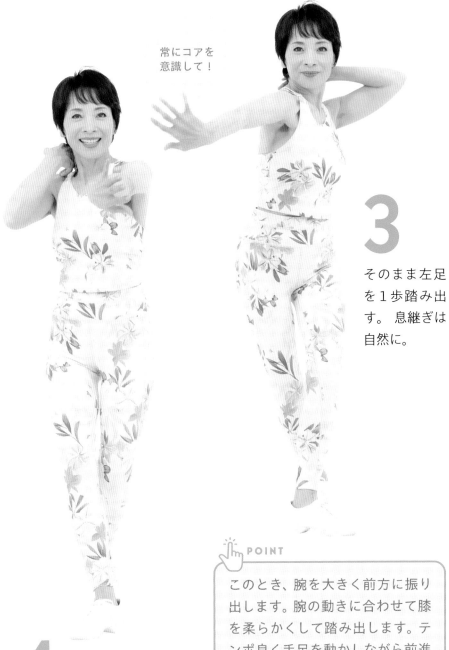

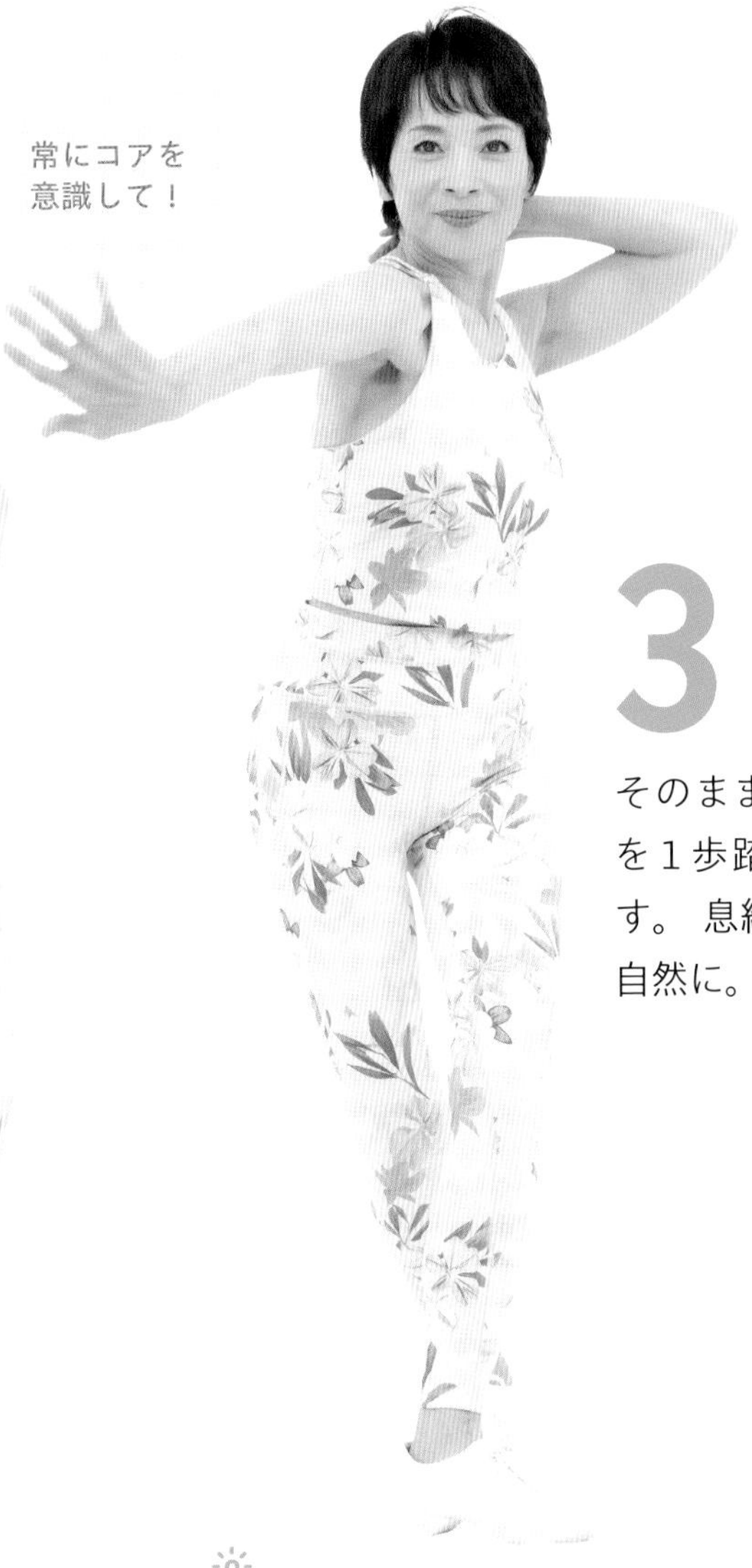

3

そのまま左足を1歩踏み出す。息継ぎは自然に。

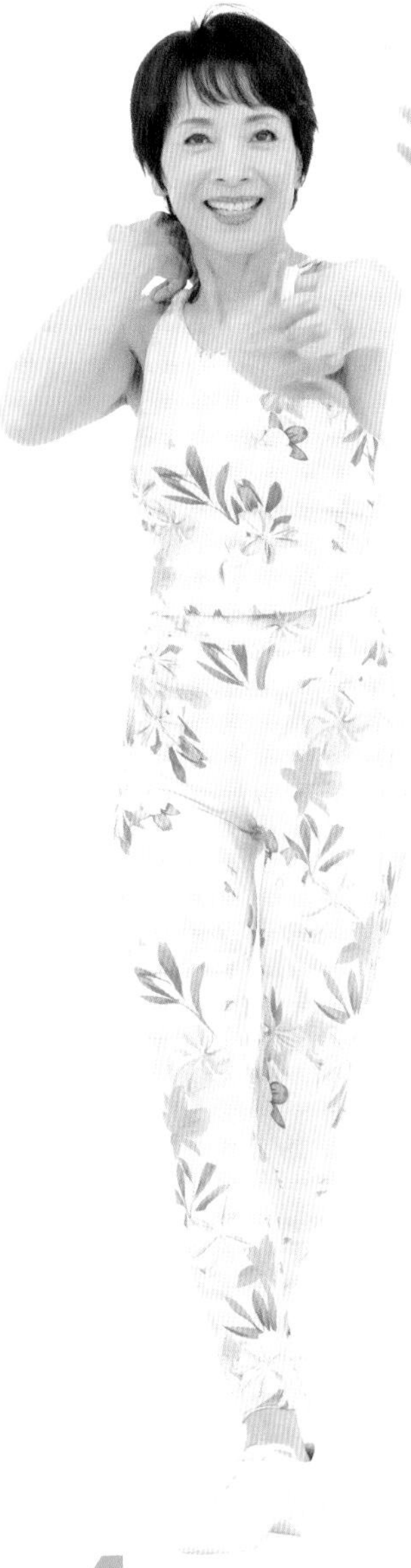

4

左手も同様の動きで。息継ぎは自然に。

POINT

このとき、腕を大きく前方に振り出します。腕の動きに合わせて膝を柔らかくして踏み出します。テンポ良く手足を動かしながら前進します。広い場所で音楽に合わせて行うと楽しい気分になれます。

5

左右交互にこの動きをする。動ける場合は、そのまま歩きながら部屋の中を2～3周回る。

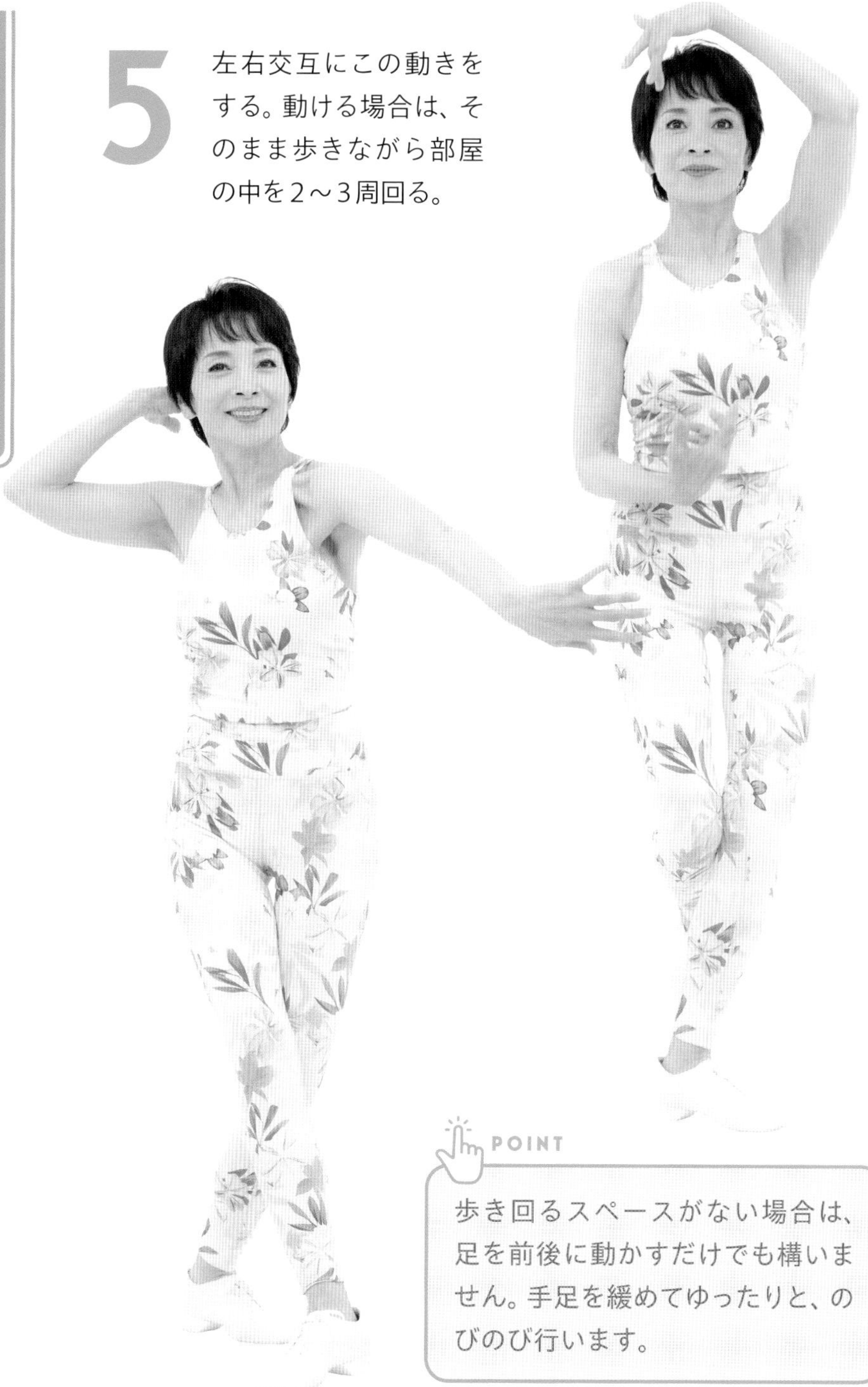

POINT

歩き回るスペースがない場合は、足を前後に動かすだけでも構いません。手足を緩めてゆったりと、のびのび行います。

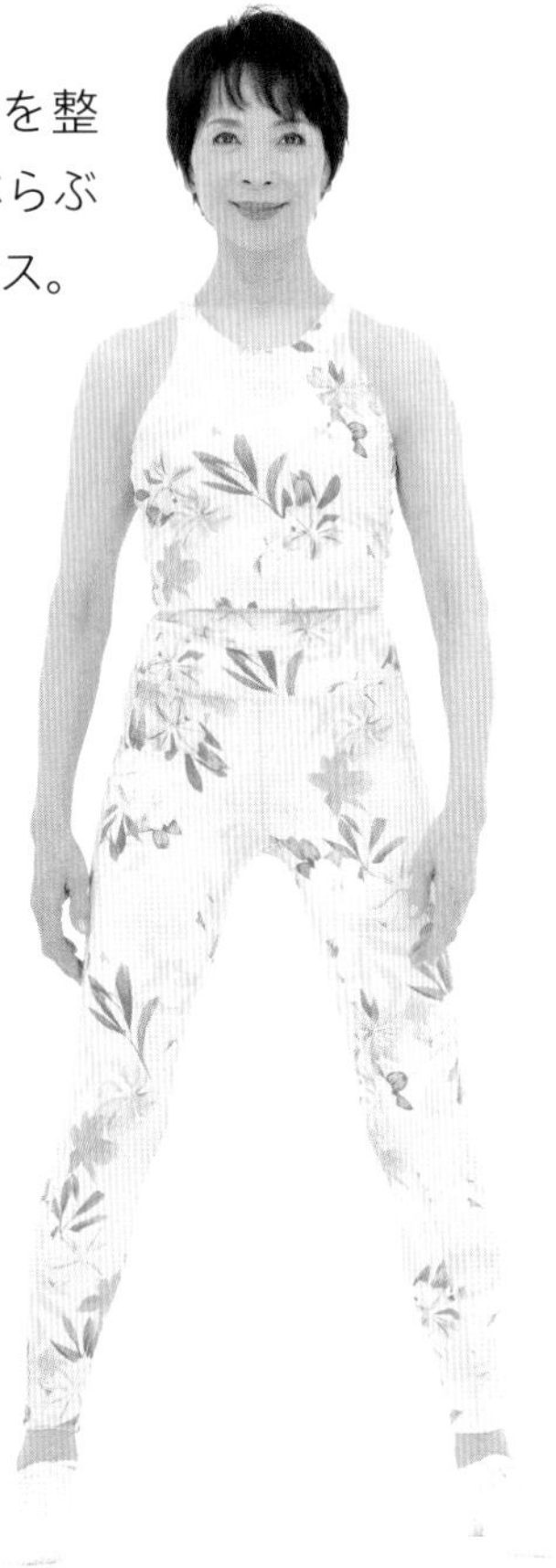

6

元の姿勢に戻って息を整える。さらに全身をぶらぶらとゆすってリラックス。

7

息を整えて、軽いブーメラン運動。中段を左右各4回。 最後に足裏に息を吐きおろす。

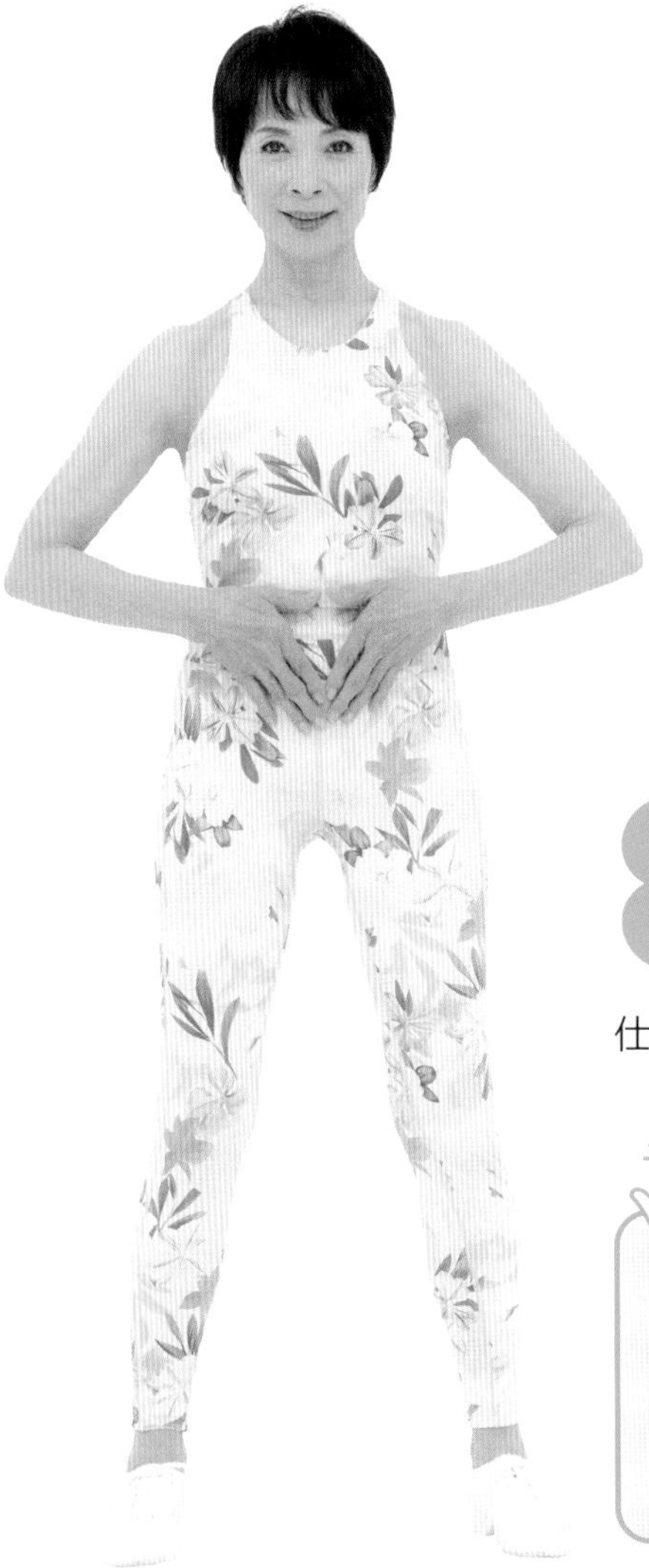

8

仕上げのベース・ブリージングを1回。

POINT

呼吸は無理をせず、コアまで吸い上げたら息継ぎをし、背中、首、頭頂へと息を吸い上げてコアにおろし、全身に広げ巡らせて終了します。

目的別
ブリージングメニュー

Breathing menu
by purpose

ダイエットしたい

健康的なダイエットの基本は、個々の目標や体力レベルに合わせた運動と食事の改善を併せて行うことです。由美ブリージングは、有酸素運動と心肺機能を高めるカーディオトレーニングの要素を併せ持ち、継続することで基礎代謝が高まりダイエットの高い効果が期待できます。また、ブリージングに含まれるストレッチなど柔軟性を高めるトレーニングは、筋肉の可動域を広げ、運動効率を上げるとともに怪我のリスクを低減させます。本気でダイエットしたい方は少しハードですが、次のメニューがおススメです。

おススメメニュー

- **朝起きたら、ブリージング全メニュー 各1回を1セットとして1回。**
- **昼食前にベース・ブリージング ＋ ブーメラン 各1回を1セットとして3回。**
- **夕食前にブリージング全メニュー 各1回を1セットとして3回。**

この間、ウォーキングや軽いジョギングなどを組み合わせるとさらに効果的です。

当然、食べすぎ飲みすぎはNGです。

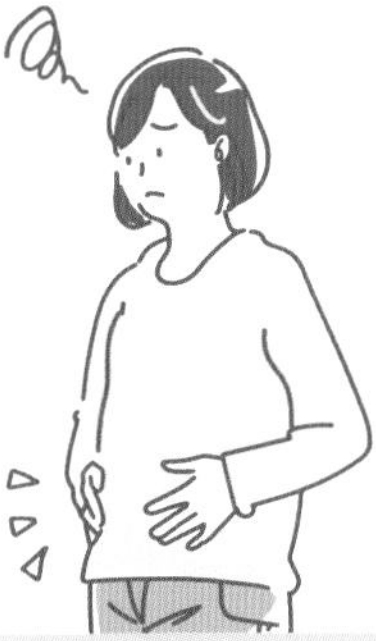

寝つきが悪い

寝つきが悪い、眠りが浅いなど良質の睡眠が得られないことで、仕事や学習のパフォーマンスが上がらないといった不眠に関する悩みは尽きません。身体に不調を来す方も本当に多く、睡眠導入剤のお世話になっている方も相当数います。

寝つきを良くするためには、まず就寝前に心身ともにリラックスすることです。また、適度な運動は健康的な睡眠を促すことが知られていますから、次のメニューを試してみてください。

おススメメニュー

- **就寝前にベース・ブリージングを3回。**
- **床に就いてから、上を向いた状態で手をコアに当てブリージングを普段より長めにゆっくりと3回。**

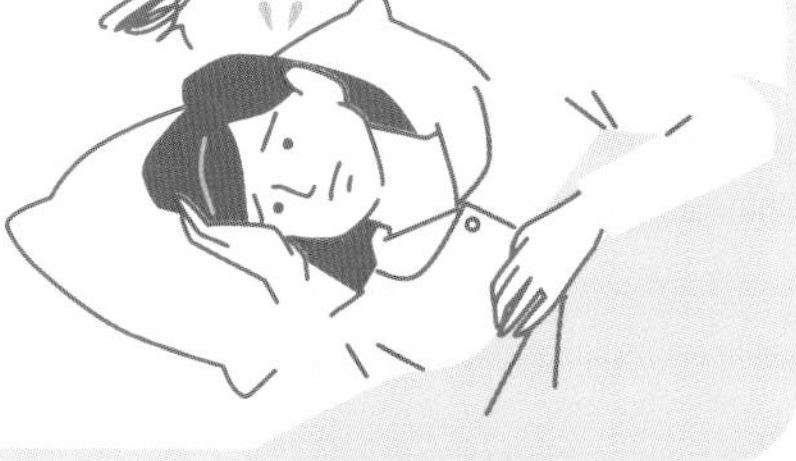

目覚めがスッキリしない

朝、スッキリ、パッチリと目覚められるとその日一日を気持ち良く過ごすことができます。しかし、毎朝スッキリ、というわけにはなかなかいきません。そんなときには、私の寝起き体操をマネしてみてください。滞っているところが緩み、血行と内臓の動きが良くなりスッキリします。

おススメメニュー

朝の目覚めにベッドに横たわったまま、以下の動作を行います。

・上を向いた状態で手をコアに当て静かにブリージング1回。
・両足を伸ばし左右のかかとを交互に突き出す。これを左右8回ずつ。
・右手で右かかとを持ち、寝たままでY字バランスの形をつくる。これを左側も同じように1回ずつ。ただし、これは無理なくできる人だけで構いません。

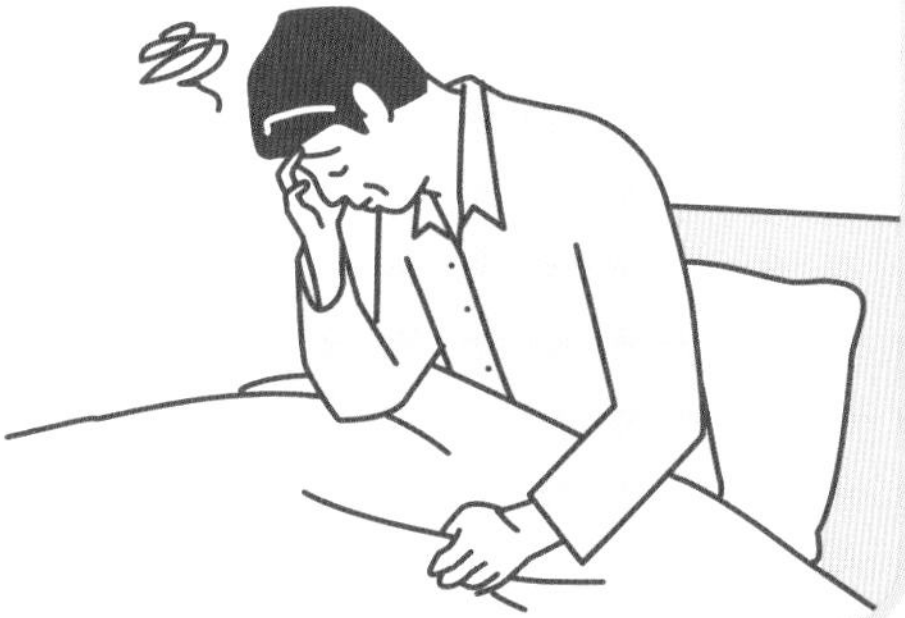

便秘気味

女性は便秘で悩んでいる方が相当数いらっしゃいます。男性は逆に軟便の方が多いそうです。便秘の対策には何といっても水分と繊維質のたくさん含まれた食品をしっかり摂ること。そして、腸の動きを活発にするための運動です。腸内環境を整えることは、生活習慣病や肌荒れ、そして認知症予防にもつながります。以下の動作を習慣化することで、胃腸の動きが良くなります。

おススメメニュー

- **朝起きたら、まず1杯の水。冷水ではなく常温の水を。**
- ベース・ブリージング1回。
- ブーメラン1回。

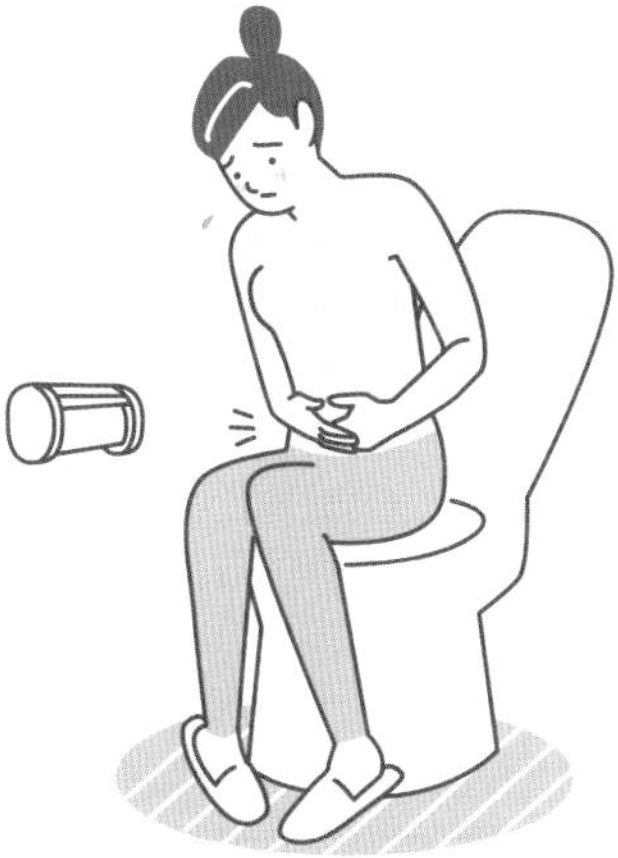

頭痛がする

頭痛は、日本人の３割以上が悩んでいるといわれる慢性的な疾患のひとつです。その原因は様々で、数時間や数日で痛みが消える場合がほとんどです。しかし、長く続く場合は、大病のシグナルかもしれませんから我慢をせずに医師に相談してください。

頭痛のときには、下記の運動で肩周辺の筋肉の緊張が緩むので、少し痛みが和らぎます。

おススメメニュー

- ベース・ブリージング1回。
- 左右の肩甲骨がつくほどに大きく肩を回す。前から後ろと、後ろから前を各8回ずつ。
- 頭を大きく回す。左回りと右回りで各4回ずつ。

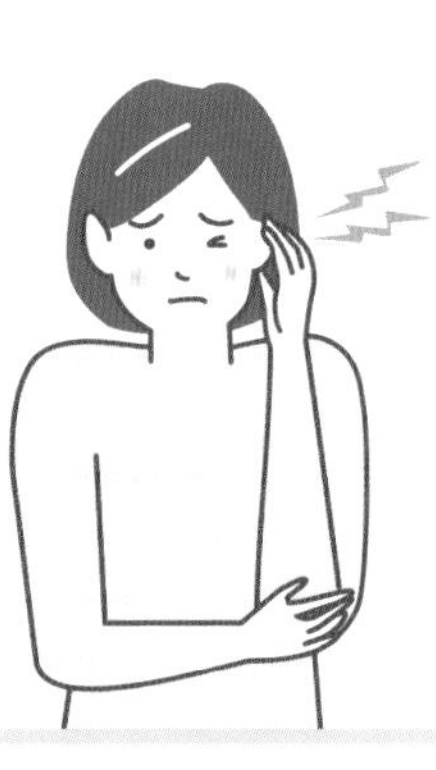

冷え性

本書で何度か説明しているように、全身の血液の循環、「血巡り」は非常に重要で、これが悪化すると様々な悪影響が身体に表れます。そのうち最も多く感じられる症状が、「冷え」です。特に、手足の指先など末端の冷えは多くの方が抱える悩みです。

以下の動作を習慣化することで血行が良くなり、冷え性に効果的です。また、足首や膝、肩甲骨をねじって刺激しますので、猫背など姿勢の矯正にもつながります。

おススメメニュー

- ベース・ブリージング ＋ シャングリラ 各1回を1セットとして2回。
- 手足の指の「グーパー運動」をそれぞれ8回ずつ。

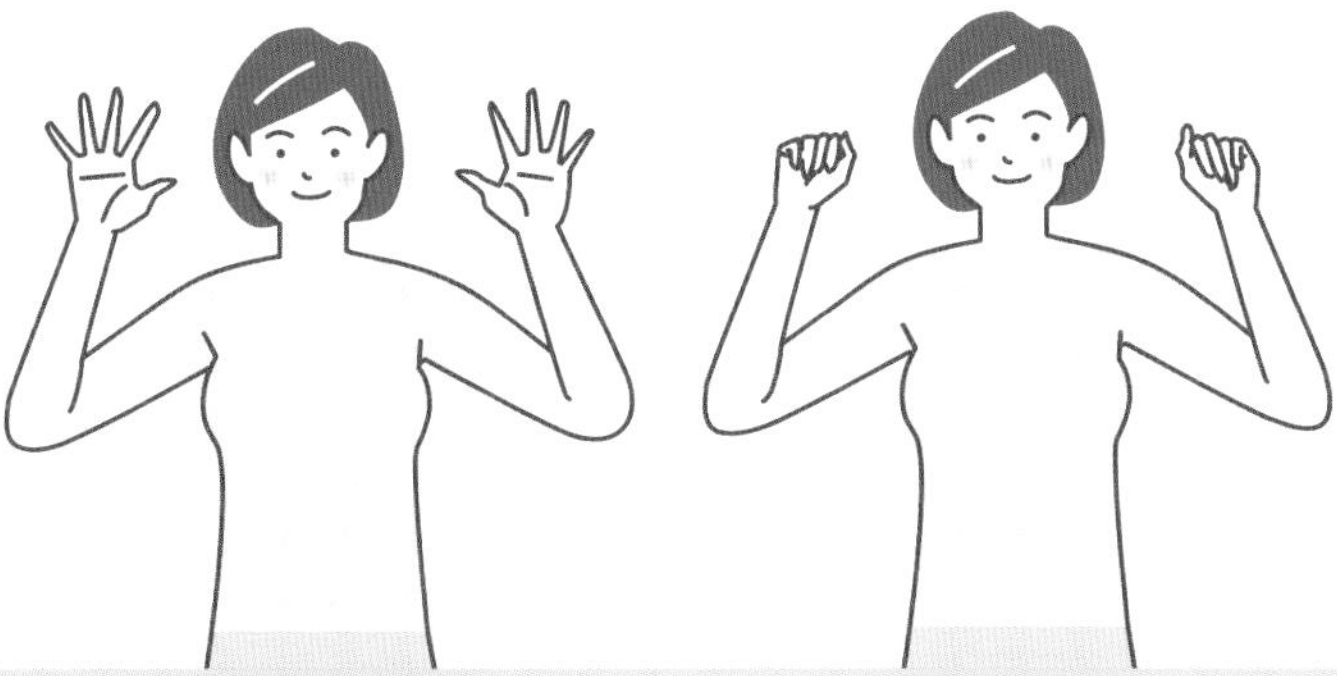

日常生活のヒント

カラダとココロを磨く私のデイリーライフ

これまで私の呼吸術をご紹介してきました。読者の皆さんには、是非ご自身の日々のルーティンとして私の呼吸術を生活に組み込んでいただきたいと思います。そうすることで、必ずご自身の「変化」を体感していただけるはずです。

それは、疲れづらくなった、寝起きが良くなった、といった体質的な変化や、ダイエットできた、お腹がへっこんだ、といった見かけの変化かもしれません。そういったカラダの反応に合わせて、多くの場合で、肌にハリが出てきた、姿勢が良くなった、といったことも感じられるでしょう。

自律神経のバランスが整い、頭痛や

My daily routine for a healthy body and mind

めまい、また落ち込んだ心の状態が改善することもあります。そして、同時にカラダの内部では、末端の毛細血管までの血巡りが良くなり、生涯にわたって錆びづらい、強いカラダへの変化が日々進んでいるのです。

このようにカラダを整える一方で、精神的ストレスを溜め込んで、暴飲暴食をするなど他のことで足を引っ張らないようにしたいですね。

そこで、ここから私のデイリーライフの一端をご紹介しながら、さらにカラダとココロを磨くため、呼吸術と併せて実践したい「日常生活のヒント」をご案内します。

1 食べること

私は食べることが大好きです。そして、とても大事なことだと感じています。古代から中国では、呼吸を「天の気」、食事を「地の気」とし、ともに人間にとって重要な活動の源であると考えてきました。これまで呼吸の重要性と由美ブリージングの方法について本書で述べてきましたが、食事も呼吸と同じように、その内容や摂り方が心身の健康維持には非常に大切です。

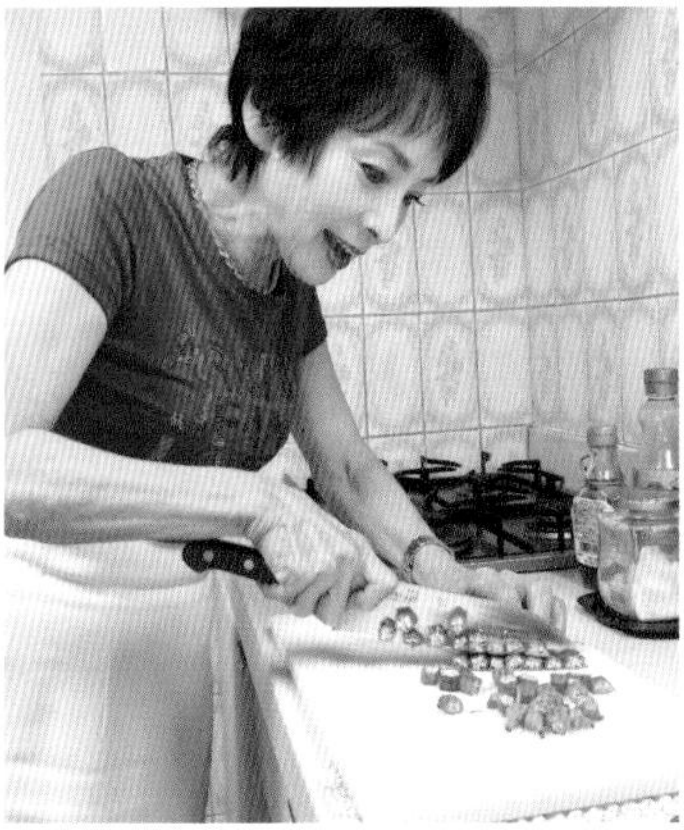
決して得意ではない料理も、楽しく、ポジティブに！

読者の皆さんは、日々の食事を美味しくいただいていますか？　ブリージングで心身が活性化されると、日々の3食が待ち遠しく、とても美味しく感じられるようになります。私は朝お腹がすいて目覚めるくらいです。ランチもディナーもお腹がすいたときに何でも美味しくいただく、これが私の流儀です。

現在は、以前のように早朝から深夜まで撮

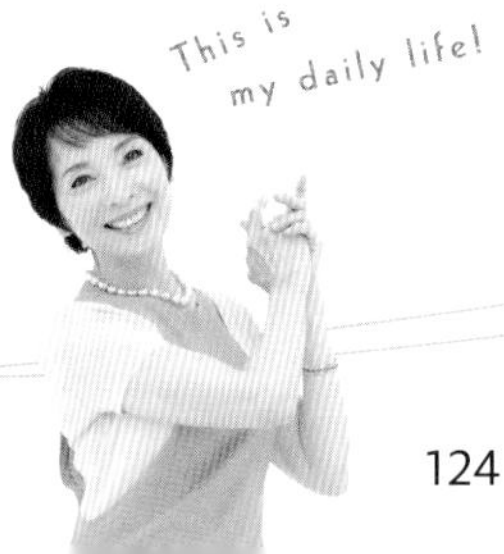

影や稽古、ということはほぼなくなりました。そのように忙しく仕事をしていたころは、食事の時間も不規則で、3食とも撮影現場でお弁当、などという日もザラでした。時には、食事抜き、ということも。しかし、今は仕事をコントロールし、自分の時間を多くつくれるようになったので、自分のお腹の都合に合わせて食事をしています。

この数年は、決して得意ではありませんが料理をすることも増えました。基本は、なるべくその季節ごとの旬に合った、化学的な添加物などなるべく入っていない天然の素材を料理に取り入れること。そして、素材の風味を楽しめる調理法であること。朝はパンや果物などを中心に簡単なもので済ませることが多いのですが、ディナーはしっかりと時間をかけてつくり、友人や仕事仲間たちとお酒を交えてゆっくりいただく、という日も。最近は、インターネットで様々なレシピ情報が発信されていますので、私もよく参考にさせていただいています。自分の経験や発想になかった料理法に巡り合うと、なんだか嬉しくなってしまいます。

また、料理をする際は、自分のお腹の都合に合わせてレシピや分量、いただくタイミングを調整するのですが、このことはとても重要だと思います。お腹がすいていないということは、カラダが欲していないということ。そんなときは無理をする必要はありません。カラダが欲しているときに、適切な量をいただくことが大切で、それで十分なのです。

一方で、私は仕事途中にチョコレートなど甘いものを摂るようにしています。何しろ糖分は脳の大切なエネルギー源です。脳で糖分が不足すると、集中力が落ち、キレがなくなるような気がします。読者の皆さんも仕事や家事の途中で効率が落ちたり、やる気が出なかったりしたら、甘いものをいただきましょう。それは脳が糖分を欲している証拠です。

ブリージングをしばらく続けていくとカラダや生活にリズムが生まれ、次第にお腹が3食毎にちゃんとすくようになり、そのタイミングも規則的になってきますから不思議です。おそらく、ブリージングで血巡りが良くなり細胞が隅々まで活性化されることで、カラダがエネルギーを必要とするようになることに加え、お通じも良くなっていることがその理由だと思います。多くの女性の悩みのひとつに便秘がありますが、実のところ私はほぼ無縁です。便秘になると、吹き出物ができるなど肌が荒れたり、体臭が強くなったりといった弊害も生じます。便秘の対策として、食物繊維を多く含む食品を摂ることは常識で、私も豆類やいも類はキチンといただいています。それに加えてブリージングが効果を後押しします。ブリージングでは、深く長い呼吸に合わせてカラダをねじることが多くあります。このねじりこそが、腸を刺激するとともに腹筋を強め、結果的にお腹の中の便を押し出す力を高めているのです。

食事が3食とも待ち遠しく、しかも美味しくいただけるようになり、お通じも良くなる。これもブリージングの効果のひとつなのです。

2 美容について

私の体形は、この50年以上大きく変わることなく、スリーサイズもほぼ一緒です。なんと、50年前の衣装を今でも着ることができるのです。一方で、さすがに肌は徐々に「疲れ」が見え隠れするようになりましたが、それでもお会いする多くの方々から、ハリがあって若々しく、とても70代の肌には思えないと褒められます。先日、お会いしたアメリカ人プロデューサーからは「30代ですか？」と聞かれましたが、たとえそれがお世辞だとしても、とても嬉しいことです。

そんな私ですが、実のところ肌のケアに積極的かといえばそうではなく、むしろあ

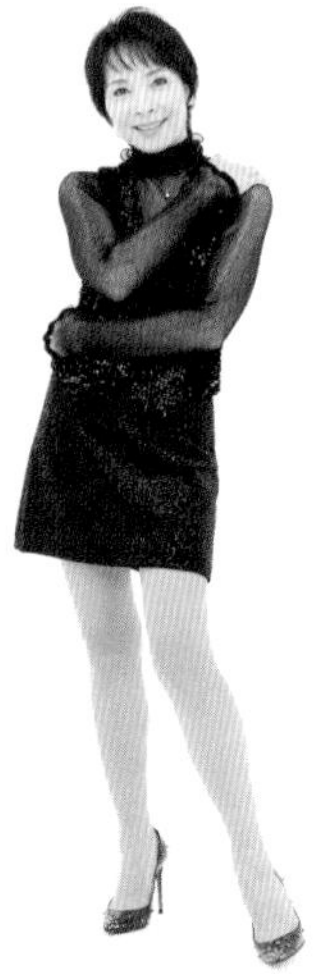
黒髪の維持にも酸素は不可欠です

まり手をかけていないのです。朝起きたら冷水で洗顔。舞台や撮影などの仕事があった後はメイクをしっかり落とし、床に就く前はシャワーでさっぱりと洗顔。その後に使用しているのは、市販の美容液と乳液だけ。知り合いから紹介していただいた「大高酵素」さんの製品を長年使い続けていますが、決して高いものではありません。エステサロンに頻繁に通うのはおろか、パックも滅多にすることはないのです。

肌の手入れに無頓着なそんな私が皆さんにお褒めの言葉をいただけるのも、ブリージングのおかげだと思います。日々、お日様に晒されている皮膚に対しては、抗酸化を心掛けることが重要です。もちろん、紫外線を直接浴びないよう注意しています。そして、抗酸化作用を含む食物を多めに摂る。このことに加え、ブリージングでより多くの酸素を皮膚の細胞に送り込むことが、効果的な対策になっているのだと私は考えています。

また、「髪は女性の命」などといいますが、黒髪が私の自慢のひとつです。ヘアサロンに行っても髪につやとコシがあってしかも太い、と美容師さんに褒められるのです。しかし、私が日常的に行う髪のケアはシャンプーをしてコンディショナーで仕上げをする、ただそれだけ。特別なことはしていません。白髪の原因のひとつに髪の酸素不足が指摘されていますが、やはり私の黒髪の維持にも、ブリージングによる一定の効果が表れているのではないでしょうか。

3 カラダを動かし、いたわる

私はバレエを3歳から始め、長く取り組みましたが、一方で合気道も40年を超えるキャリアです。かつてレギュラー出演した日本テレビ系のテレビドラマ『ゆうひが丘の総理大臣』では、合気道の達人の教師役でした。その初回で身長182センチの大男、主演の中村雅俊さんを投げ飛ばすシーンがありました。当時、大きな話題になりましたが、その放送前年の1977年から学び始めていたのです。現在も定期的に稽古を続けており四段をいただいています。私のブリージング・レッスンでは、相手のエネルギーをお互いに感じ取る、合気道のエッセンスも取り入れています。

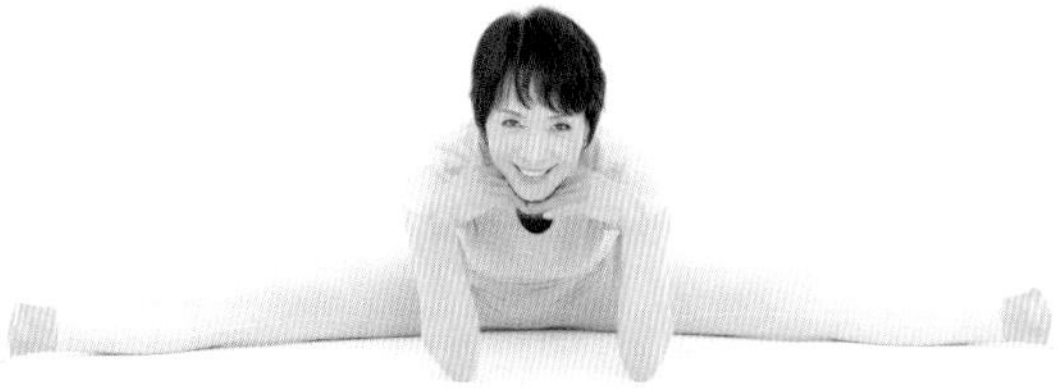

バレエと合気道、そしてブリージングのおかげで、柔らかいカラダを保てています

また、仕事でひとたびステージを務めると3時間以上、立ちっぱなしで歌い踊るということもしばしば。25年にわたり出演した『水戸黄門』では女忍者役でしたから、カラダを酷使するシーンも多くありました。このような仕事が長く続いていましたが、それでも全く苦になりませんでした。何しろ私はカラダを動かすのが好きなのです。

とはいえ、現在は20代や30代のころのように、ハードな撮影やステージをこなし続けることはさすがに難しくなっています。これはしようがないことですね。それでも私は日々積極的にカラダを動かすことを心掛けています。生活の一部となっているブリージングはもちろん、時間があるときは自宅から少し遠くまで散歩するようにしています。また最近は、仕事の際に自動車での移動を少なくし、なるべく電車を使うようにしています。駅までの歩行、駅構内での昇り降りなど、気が付くと一日1万歩以上歩くことも珍しくありません。皆さんは一日どれだけ歩いていますか？

ところで、男性は、加齢とともに徐々に骨密度が低下していきますが、女性は、50代以降、急激に低下していきます。骨密度が一定程度低下すると「骨粗しょう症」と診断されます。一般的に骨粗しょう症になると骨折しやすくなり、結果的に要支援や要介護の状態になるリスクが高まることが知られています。この骨粗しょう症リスクを低下させるには、投薬治療以外に骨を強くする食事と運動が効果的であることが医学的に明らかになっています。食事では、カルシウムやビタミン類の多いものを積極的に摂ります。

一方、運動については、ジャンプや屈伸など骨に刺激を与える動きを定期的に行うこと、さらにはウォーキング、水泳などの有酸素運動が良いとされます。しかし、急に始めるとかえってカラダに負担となり、疲れも伴って長く続きません。そのようなときには、ブリージングを取り入れます。運動を始める前、運動を始めて少し脈拍が高まったとき、そして運動を終えたとき、この3回のタイミングでブリージングを行います。これでかなり違うはずです。これは、骨粗しょう症と無縁の、若い方々のスポーツやトレーニングにおいても同様で、パフォーマンスを上げ翌日に疲れを残さないために効果的です。是非試してみてください。

加えて、入浴を済ませて眠る前に仕上げのブリージングを1回。この「いたわり」

のブリージングは、心地よい眠りとともに、翌日に疲れを残さず、気持ち良い目覚めを得るための一日の締めくくりとなります。

4 ストレスを溜め込まない生活

人間、生きていれば様々なストレスに晒されます。私たちの業界は、一見華やかに見えますが、浮き沈みも毀誉褒貶《きよほうへん》もある、それこそストレスなしにはやっていけない世界。私自身は今までなんとか走り抜いてきましたが、それでもいいことずくめというわけではなく、その時々で嫌なことや我慢せざるを得ないことも多々ありました。

ただ、それほどまでにストレスを溜め込まない、どちらかというと竹を割ったような楽天的な性分が、私にはあったのだと思います。嫌なことは積極的に忘れる、苦手な相手のいいところを探し出してみる、そして、我慢しすぎないことも重要です。「きっとうまく行く、なんとかなる」というポジティブな気持ちになると、少しは楽になれるのです。

また、こっそり弱音を吐けたり、愚痴をこぼしたりできる友人がいることも、とて

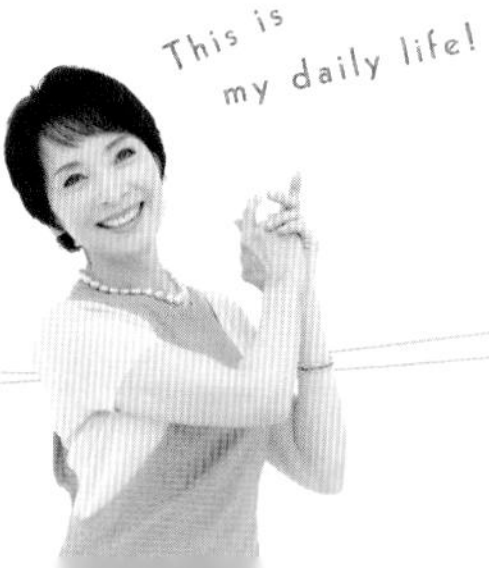

も幸運だったと思います。

しかし、そうは言っても誰にも大小様々なストレスは日々発生します。すべてのストレスから解放されることは無理なのです。ストレスを溜め込みすぎずにうまく付き合い、気持ちをコントロールすることができていれば、それで十分。ストレスは多少あったくらいでいいのです。

たとえば、好きなものを存分に食べる、お酒を飲むなど、ストレスや緊張を解きほぐす手法は人それぞれいろいろあるでしょう。いわゆる〝ガス抜き〟。私自身も甘いものは大好きで、特に何かに集中して取り組まなければならない場合は、チョコレートをよくいただきます。お酒は〝お付き合い〟ではなく、「は〜、今日も一段落、頑張った自分への御褒美に」というときに、ビールやワインを1〜2杯いただきます。

でも、その前に一つ組み入れていただきたいガス抜き法が、ブリージングです。特にストレスが溜まっているな、と感じた場合には、本書で紹介

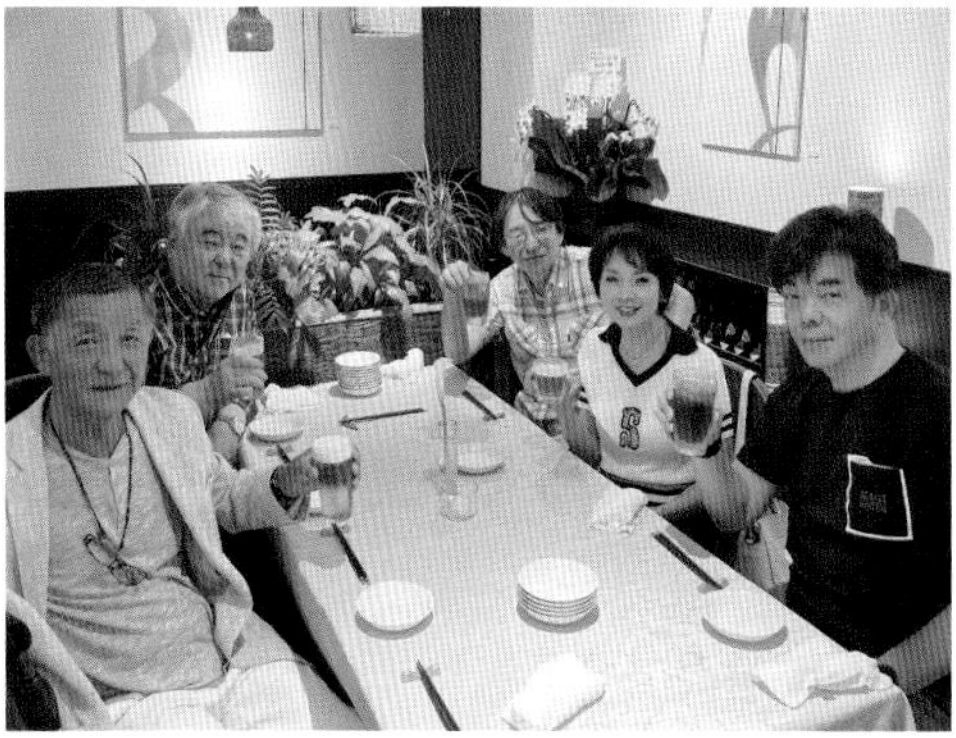
仕事の後、仲間たちとの会食はとてもいい息抜きになります

した「フェニックス」がおススメです。フェニックスとは不死鳥。新たな生命力をカラダに取り入れるイメージで1回試してみてください。自律神経が整い、きっと気分が晴れやかになるはずです。

5 新しいことにチャレンジする

「やってみなはれ」とはサントリーの創業者である鳥井信治郎さんの言葉で、私もこの言葉が大好きです。人生は、様々な刺激と冒険に満ちています。その中には、多少の勇気をもって取り組まないと得られないものがあり、またリスクをとって進んだ先に新たなチャンスが巡ってくるのだと思います。一度の人生、やらずに後悔するより、やって後悔するくらいの気持ちでいろんなことに積極的に取り組むのが私の流儀。いまも様々なことに興味をもってチャレンジし続けています。

たとえば、アコーディオンや描画に取り組んだり、独学で様々な国の言葉を学んだりしています。そのおかげで、コンサートでは、フランス語でシャンソンを歌ったり、英語でジャズライブを披露したり、といったことも実現しました。

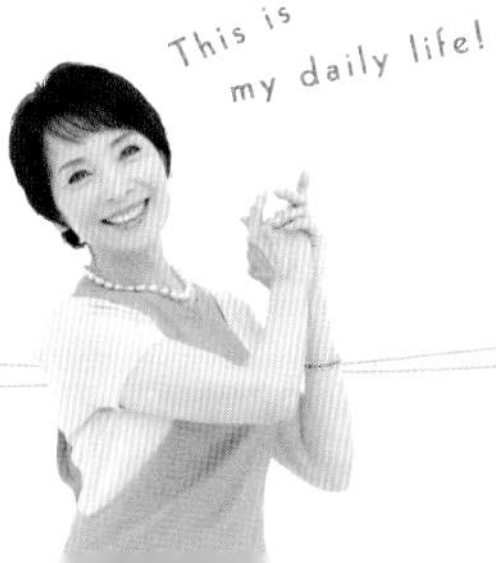

また、AR（拡張現実）やVR（仮想現実）といった最新のデジタルコンテンツの世界にもチャレンジしています。現在は本書の執筆に合わせ、私の3Dアバターを使ったブリージングのレッスンや、AI（人工知能）を活用した自動応対によるレッスンアドバイスプログラムなどにも仲間とともに取り組んでいます。この取り組みは、アーティストがファンとともに新たな市場を創っていこうという新ビジネスでもあります。

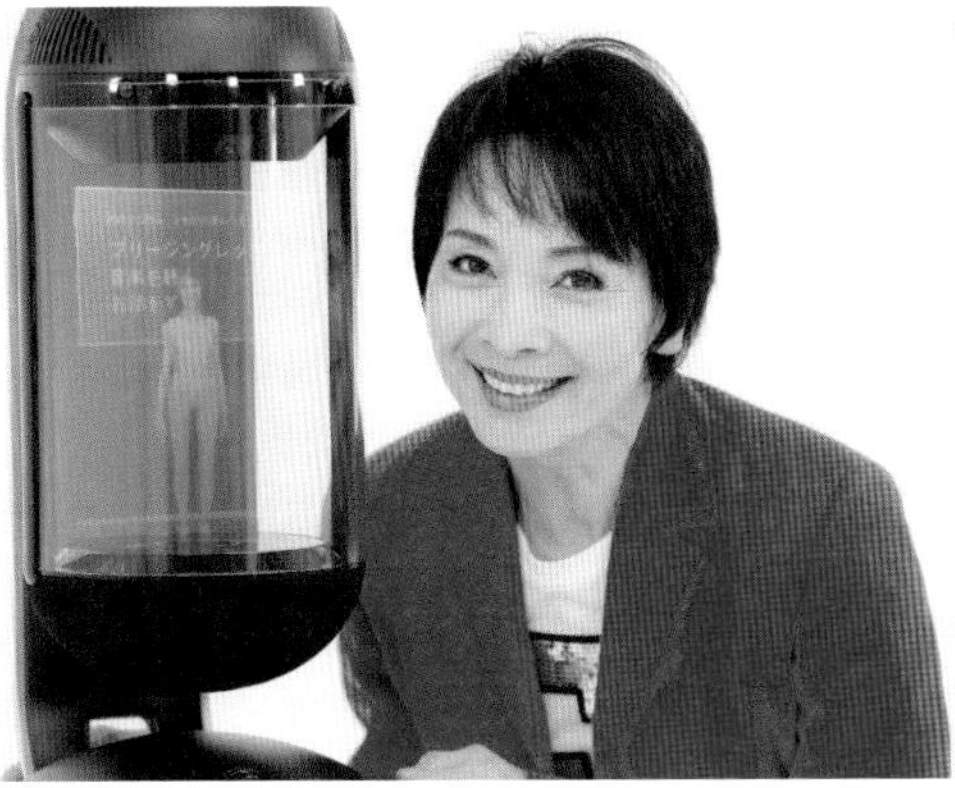

「Gatebox」に“召喚”された本人のアバターがブリージングのレッスンをする取り組みも

一方、ファッションでもこれまでの自分を変えようとしています。

女優や歌手といった人たちは、テレビや映画などではスタイリストさんが衣装を合わせてくれますし、プライベートでも仕事の関係者から提供されるファッションが案外多いのです。しかし、最近の私はそんな殻を破り、自らお店に出向き、自らスタイリングし、撮影に臨む、ということを楽しんでいます。実は、本書でのレッスンの衣装も、すべて私が都内のお店を回って購入し、スタイリングし

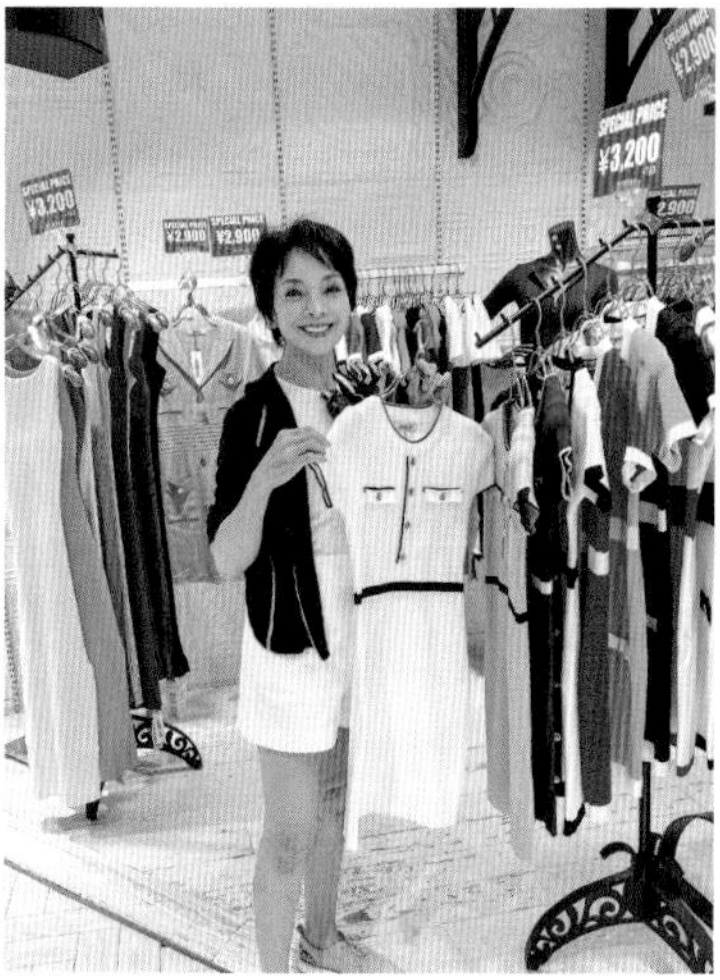

若い女性たちに交じって渋谷でショッピング

たもの。それも高級店ではなく、ヨガの専門店や大手のファストファッションのもので構成されているんですよ。

いかがでしょうか？

女性にとってファッションにあれこれ悩むことは、やはり楽しいですね。最近は、渋谷のファッションビル「109」などにも足を運び、店員さんとお話をしたりするのが非常に刺激的で面白い。そこには、いろいろな発見があり、それにより自分の固定観念が破壊され、アップデートできるのです。

どんなに歳を重ねても、新しいものに興味をもってチャレンジする意識をなくさないようにしましょう！　先述のように、この世の中は様々な刺激と冒険に満ちています。このことに面白がって触れてみるか、スルーするかで、人生の楽しみや活力が大きく異なってくると思うのです。何事も「やってみなはれ」の精神です。そして、少しの勇気と度胸が必要な場合には、立ち止まってブリージングです。冴えわたった自分が、新たな人生や生き甲斐のトビラを開いてくれるでしょう。

皆で美しく歳を重ねる――
レッスン参加のお誘い

ブリージングを日々実践することで、全身の細胞が隅々まで活性化され、毎日を活き活きと過ごせるようになります。そして、何事も前向きに取り組んでみようという心が生まれます。さらに、視・聴・嗅・味・触の「五感」が磨かれ、ついには「第六感」まで冴えわたる……まさに今の私の状態です。

この状態を保ちながら健やかに歳を重ねる。そして、このような私の考えに共鳴してくれる仲間を増やし、皆で美しく、楽しく歳を重ねたい。このことが私の新しい目標になっています。

若いころの私はどちらかというと控えめで引っ込み思案。あがり症で人前に出て話すのは大の苦手でした。それが女優となり歌手として人前で演じ歌うように。ブリージングは私自身と人生を大きく変えました。おかげさまで若いころの体形も維持できており、70歳を超えた今もミニスカートで元気いっぱい全国を飛び回っています。

私は良いご縁をいただいて、若くして素晴らしい呼吸法と巡り合うことができまし

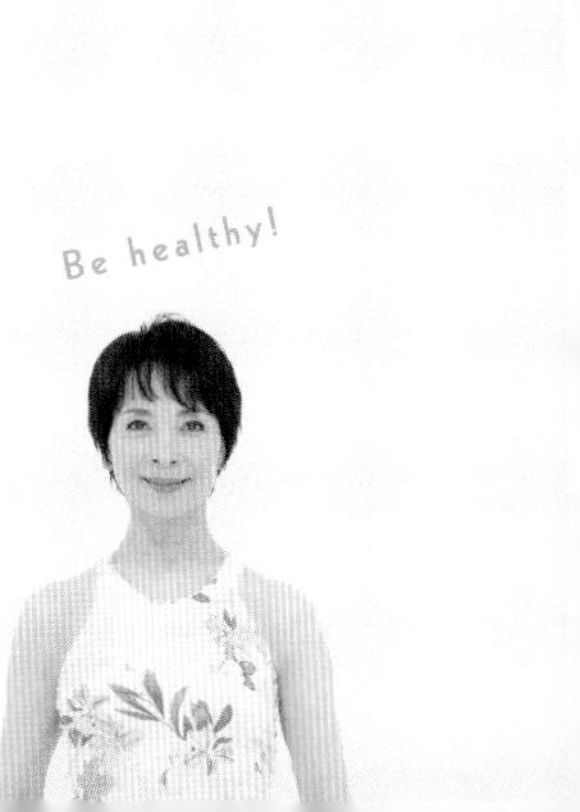

た。そして長年続けることで、錆びることのない身体と何事にも前向きな精神を得ることができたと思います。しかし、いい呼吸術を会得するのに年齢制限や条件はありません。小学生でも80歳の先輩でも、女性も男性も関係なしに、思い立ったとき始めればよいのです。

そして、しばらく続けることで、必ず何らかの変化を実感できるでしょう。若い人ならスポーツのパフォーマンスが上がった、緊張せずに試験に取り組めた。サラリーマンならプレゼンがうまくいった、二日酔いにならなくなった。中高年ならダイエットできた、血圧が正常になった。高齢者なら階段が苦でなくなった、散歩の距離が倍になった……などなど、本当に多数のポジティブな声が寄せられています。中には、ほぼ寝たきりだったご老人が、自ら起き上がってトイレに行けるようになった、という嬉しい報告までいただいています。

さあ、思い立ったが吉日。まず本書と私のYouTubeのレッスン動画を参考にレッスンを始めましょう。はじめは小さな一歩ですが、1か月たち半年、1年もすると、ご自身に起こる変化に驚くことでしょう。

もし一人ではどうもうまくいかない、もう少し詳しく学びたい、という場合には、私が主宰するレッスンに是非参加してみてください。現在は東京でのレッスンが中心ですが、今後は定期的に全国でレッスンを行う予定です。また、参加者が15名以上で会場が用意可能な場合は、私自身かトレーニングを積んだインストラクターが訪問して、出張レッスンを行うことも可能です。スケジュールやその他詳細については、「由美ブリージング」のホームページでご確認ください。

より多くの仲間たちと健やかに美しく歳を重ねたいと願っています。

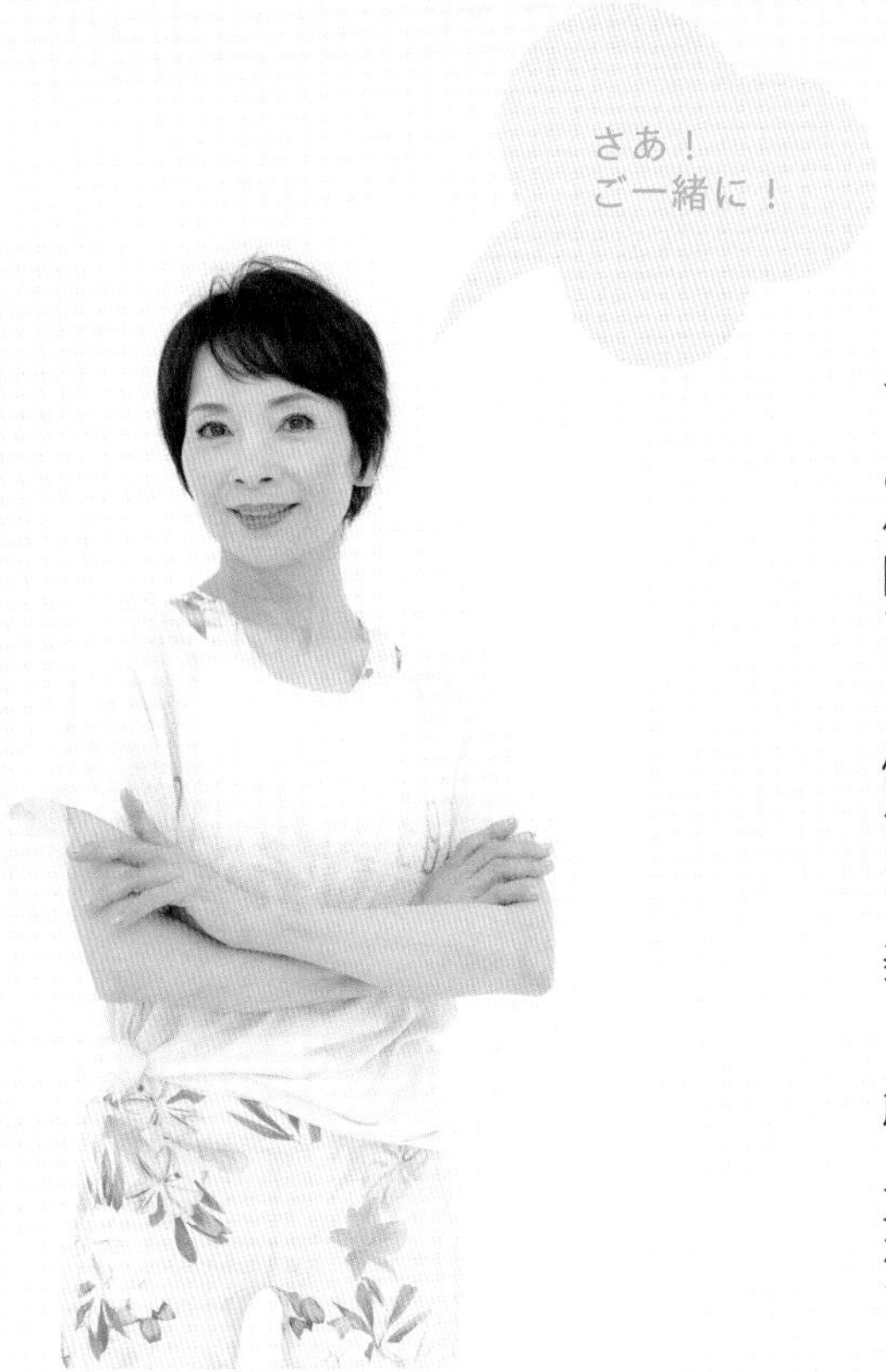

由美ブリージングのホームページ

https://yumi-breathing.com

筋金入りの正統派呼吸術

帯津良一

由美かおるさんとの出会いは、かれこれ10年以上近く前のことでしょうか。私がそのころ、担当していた『週刊朝日』の「養生対談」でのことでした。そのときの第一印象は、

〝若さあふれる、色気のある女性〟

というものでしたが、そのほかに西野流呼吸法の高弟であることと、合気道の高段者であることもはじめて知りました。

そして、最初のきっかけの記憶が定かではないのですが、ここ1～2年、しばしばお会いすることになりました。そこで、最初の発見が、由美さんのお色気の源泉は、彼女の鼻孔にあるということでした。あの丸い、さわやかな鼻孔です。それからというもの女性の鼻孔が気になり出して、ついに某誌に、

〝女性の色気は鼻孔に在り〟

というエッセイを載せていただいたものでした。

そして、彼女の真価に圧倒されたのは忘れもしない、２０２３年5月20日。川越中央ライオンズクラブ40周年記念の式典の舞台でした。音痴の私ではとても想像のつかない曲を独唱したのですが、そのすぐれた歌唱力に舌を巻いたものです。

「そうか、由美かおるさんは一流の俳優さんであるとともに、一流の歌い手さんでもあったのだ！」

とはじめて認識した次第です。

さらに、歌いながら動く身のこなし、すなわち所作に目を見張ったものです。そこにはダイナミズムと品性とが横溢し、その上に、えもいわれぬ風情を醸し出しているのです。いくら音楽の才能がないとはいえ、この由美さんの才能に、これまで一顧だにしなかった自分自身を深く恥じ入ったものでした。

そうして彼女の動きに見入っているうちに、彼女の一挙手一投足が、気功の「三要」を満たしていることに気付いたのです。

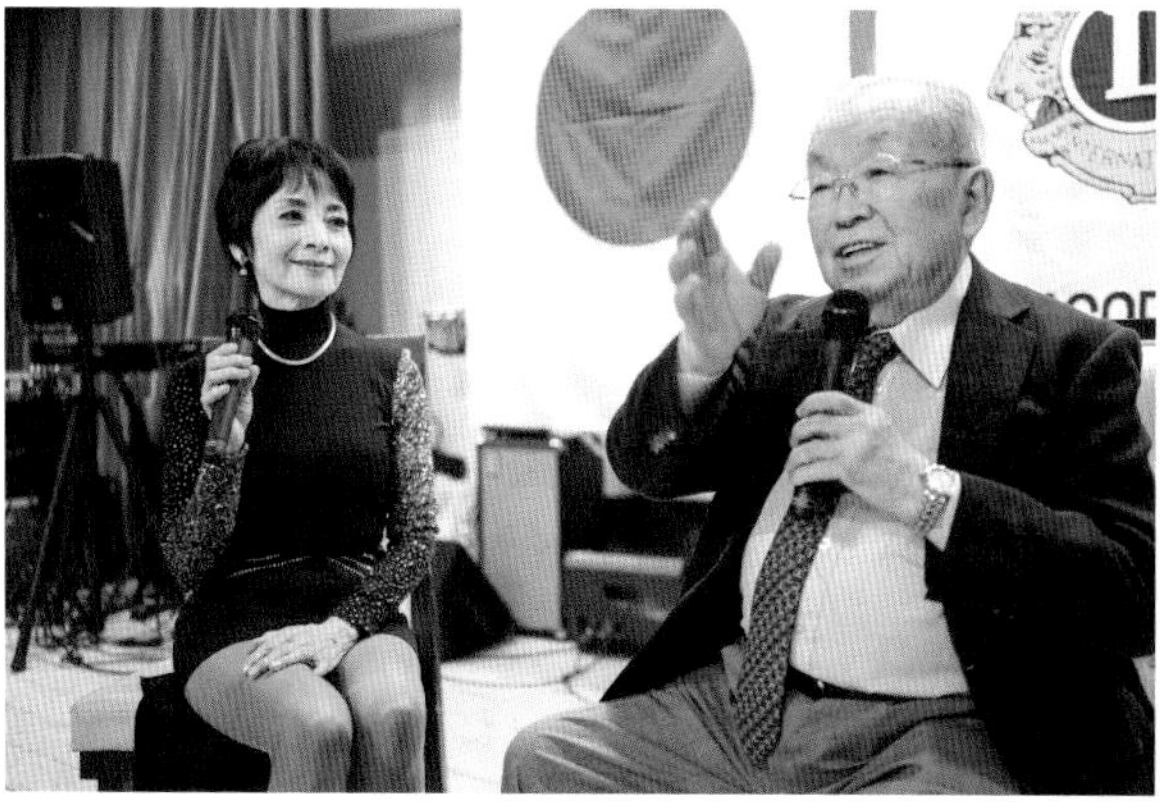

二人の健康トークは会場を大いに沸かせた
（2023年5月、川越市で）

気功の三要とは、

◎調身　姿勢を調えること。そのひとつの典型が、上虚下実。上半身の力が抜けて下半身の臍下丹田、腰脚足心に力が漲《みなぎ》っている状態です。内部エネルギーが高まります。

◎調息　呼吸を調えること。眼目は呼主吸従。呼吸に集中することによって、エントロピーの対外排出を高めます。

◎調心　心を調えること。いかなる誘惑にも負けず、四方八方、右左と絶えず移動しながら、いったん緩急あらば、そこに集中する心。言わば沢庵宗彭《たくあんそうほう》の不動智です。自己組織化力を高めます。

の三要素のことです。

かくして、三要それぞれのレベル・アップによって、体内の秩序性は弥《いや》が上にも向上して、身体、心、命のすべてが正しく養われることになります。養生の枠といってよいでしょう。そして三要のレベル・アップは、気功ないしは呼吸法をどこまで手の内に入れることができたかにかかってきます。

ということで、由美かおるさんの呼吸術は、半端でないことが分かりました。さすがは〝呼吸術〟の求道者です。そのあと彼女と舞台の上で繰り広げた対談で、彼女の呼吸術が正統派のそれであることが分かりました。いずれの手技であっても正統派というものには、ある種の美しさがあります。

これからも由美かおるさんのお色気と呼吸術に注目していきたいと思います。いやあ！　楽しくなりました。

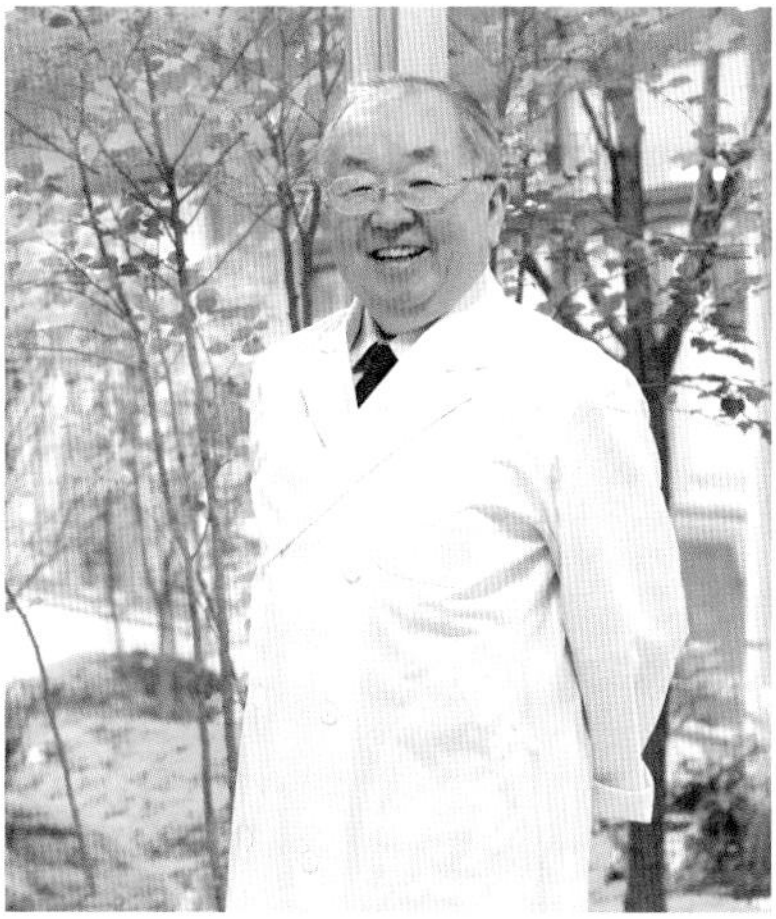

帯津良一【おびつ りょういち】

帯津三敬病院名誉院長（医学博士）。1936年、埼玉県生まれ。東京大学医学部卒業。東京大学病院第三外科、共立蒲原総合病院外科、都立駒込病院外科を経て82年、帯津三敬病院を設立。ホリスティックなアプローチによるがん治療を実践。現在、特定非営利活動法人「帯津良一 場の養生塾」理事長、日本ホリスティック医学協会名誉会長、日本メディカルホメオパシー学会理事長など歴任。

主な著書に、『素晴らしき哉、80代』（ワニ・プラス）、『八十歳からの最高に幸せな生き方』（青萠堂）、『帯津三敬病院「かん治療」最前線』（佼成出版社）、『本望な逝きかた』（徳間書店）、『太極拳養生法』（春秋社）、『生きるも死ぬもこれで十分』（法研）、『全力往生』（小学館）、『今日よりも、よい明日』（角川SSコミュニケーションズ）、『死を生きる。』（朝日新聞出版）など多数。

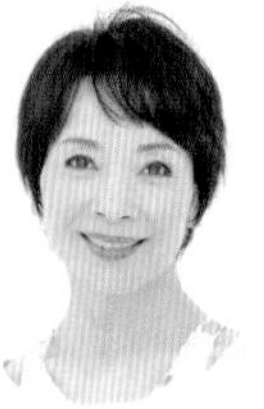

［著者紹介］

由美かおる（ゆみ かおる）

1950年、京都府生まれ。3歳からバレエを始め、12歳で西野バレエ団に入団。15歳で出演したテレビ番組『11PM』でそのキュートな姿が一躍話題となり、66年公開の日活アクション映画『夜のバラを消せ』では石原裕次郎の相手役に抜擢。その後、数々の映画や舞台のヒロインとして活躍。

また、86年から足掛け25年にわたり人気テレビシリーズ『水戸黄門』に出演。女忍者として軽快なアクションをこなす一方で、妖艶な入浴シーンは通算204回を数える（現在、ギネス世界記録申請中）。

現在も、女優・歌手として精力的に活動を続けるとともに、自身が開発した「由美ブリージング」の指導を全国で行っている。ゴールデンアロー賞・新人賞（66年）、グラフ賞2回受賞。厚生労働大臣の私的諮問機関「国民健康会議」委員、厚生労働省医療審議会委員も務めた。現在、東京都港区の観光大使。合気道四段。

由美かおる　ブリージング・レッスン

2023年10月6日　第1刷発行
2024年 8月8日　第6刷発行

著　者――――由美かおる
発行人――――高橋 勉
発行所――――株式会社 白秋社
〒102-0072　東京都千代田区飯田橋4-4-8 朝日ビル
電話　03-5357-1701
URL　https://www.hakusyusya.co.jp
発売元――――株式会社 星雲社（共同出版社・流通責任出版社）
〒112-0005　東京都文京区水道1-3-30
電話　03-3868-3275／FAX　03-3868-6588
装丁／本文デザイン――有限会社 北路社
印刷・製本――――株式会社 リーブルテック

Printed in Japan　　ISBN 978-4-434-32540-3